Soins Infirmiers

Soins de Suite

et de Réadaptation (SSR)

Le Guide Complet

ALEXANDRE CAREWELL

Table des matières

« *Dans le service SSR, chaque pas vers le rétablissement est un témoignage du pouvoir de la résilience humaine et de la détermination médicale.* »

Introduction

Qu'est-ce que le service de SSR?

Les Soins de Suite et de Réadaptation, communément désignés par l'acronyme SSR, forment un maillon essentiel du parcours de soins du patient. Situés à mi-chemin entre l'hospitalisation classique et le retour à domicile, les SSR jouent un rôle pivot dans la prise en charge médicale, veillant à accompagner le patient dans une phase cruciale : celle de la réadaptation.

Imaginez une personne ayant subi une intervention chirurgicale majeure ou ayant traversé une maladie grave. Après la phase aiguë du traitement, le patient n'a pas toujours la capacité de reprendre immédiatement une vie normale. C'est là que les SSR entrent en jeu, offrant un espace dédié à la récupération physique, mais aussi psychologique. Ce service est conçu pour répondre à des besoins spécifiques, notamment pour des patients nécessitant des soins médicaux continus, tout en bénéficiant d'une rééducation ou d'une réadaptation.

Le SSR, c'est avant tout une approche globale de la santé. Il ne s'agit pas seulement de traiter une blessure ou une maladie, mais de prendre en compte l'individu dans sa globalité. Les équipes pluridisciplinaires, composées de médecins, d'infirmiers, de kinésithérapeutes, d'ergothérapeutes et d'autres spécialistes, travaillent de concert pour élaborer un plan de soins sur mesure pour chaque patient. Ces professionnels mettent leur expertise en commun pour veiller à ce que chaque individu puisse retrouver son autonomie, voire améliorer sa qualité de vie antérieure.

Le service de SSR, c'est aussi un lieu de vie, où les patients sont encouragés à participer activement à leur rétablissement. L'environnement y est à la fois médicalisé pour assurer la sécurité et la qualité des soins, et chaleureux pour favoriser le bien-être. Il ne s'agit pas d'une simple transition entre l'hôpital et la maison ; c'est une étape à part entière, un endroit où le patient est rééduqué, soutenu, et préparé à réintégrer sa vie quotidienne.

Le SSR incarne une vision holistique de la médecine, où chaque étape du processus de guérison est prise en compte, et où le patient est au cœur des préoccupations. C'est un monde où la technicité des soins se mêle à l'humanité, où l'expertise clinique se conjugue avec l'empathie, et où chaque jour, des histoires de résilience et de renaissance sont écrites.

Pourquoi ce livre est-il nécessaire?

La profession d'infirmier en Soins de Suite et de Réadaptation (SSR) est à la croisée des chemins entre la technique médicale pointue et l'art de l'accompagnement humain. Dans le monde médical, si de nombreux ouvrages se consacrent à la chirurgie, à la médecine générale ou aux soins intensifs, le SSR reste souvent en marge, moins exploré, moins mis en lumière. Et pourtant, son importance est cruciale.

Ce livre est nécessaire pour plusieurs raisons:
1. Valorisation d'un maillon essentiel du parcours de soins : Les SSR, en tant qu'intermédiaire entre l'hospitalisation aiguë et le retour à la maison, jouent un rôle charnière dans la prise en charge des patients. Ils méritent d'être reconnus à leur juste valeur, non seulement par les professionnels de santé mais aussi par la société dans son ensemble.

2. Éclairage sur un métier passionnant : Si de nombreux étudiants en soins infirmiers connaissent vaguement le SSR, combien savent réellement ce que cela implique au quotidien ? Ce livre offre une plongée au cœur de la profession, dévoilant ses challenges, ses récompenses, et sa richesse intrinsèque.

3. Guide pratique pour les professionnels : Au-delà des connaissances théoriques, il est primordial de comprendre les réalités pratiques, les astuces du métier, et les techniques éprouvées. Ce livre vise à combler cette lacune, en fournissant des outils concrets pour améliorer la prise en charge des patients.

4. Renforcer la communauté des soignants : Le partage d'expériences, d'anecdotes et de témoignages crée un sentiment d'appartenance. Il renforce le lien entre les professionnels, leur rappelant qu'ils ne sont pas seuls face aux défis quotidiens.

5. Sensibilisation du grand public : Pour les personnes extérieures au milieu médical, ce livre offre une opportunité de découvrir un univers souvent méconnu. En comprenant mieux ce que vivent les patients et les soignants en SSR, la société peut développer une plus grande empathie et un respect accru pour ce domaine.

6. Inspiration pour l'avenir : Dans un monde médical en constante évolution, il est essentiel de se projeter vers l'avenir, d'anticiper les besoins futurs et d'innover. Ce livre se veut également une réflexion sur les potentialités du SSR, invitant à une remise en question et à une amélioration continue.

Ce livre est nécessaire parce qu'il vient combler un vide, en mettant en lumière un secteur de la santé trop souvent dans l'ombre. Il offre reconnaissance, guidance et inspiration à tous ceux qui touchent de près ou de loin à l'univers des Soins de Suite et de Réadaptation.

Chapitre 1:
L'HISTOIRE ET L'ÉVOLUTION DES SOINS DE SUITE ET DE RÉADAPTATION (SSR)

Naissance et évolution des SSR.

La naissance et l'évolution des Soins de Suite et de Réadaptation (SSR) reflètent les transformations profondes du système de santé et des besoins des patients au fil des décennies. Ils incarnent une réponse adaptée aux défis croissants de la prise en charge médicale, tout en illustrant la dynamique constante de la médecine pour répondre aux exigences d'une population en mutation.

Origines des SSR
À l'origine, la nécessité d'une prise en charge post-hospitalisation a émergé avec la reconnaissance que la guérison ne se termine pas une fois qu'un patient quitte l'hôpital. Dans le contexte des deux guerres mondiales, de nombreux soldats revenaient avec des traumatismes physiques et psychologiques. Si les soins médicaux aigus étaient essentiels, il est rapidement devenu évident que la phase de récupération demandait une approche spécifique, alliant rééducation et soutien psychosocial.

L'évolution post-guerre
Au sortir de la Seconde Guerre mondiale, les pays touchés ont dû repenser leurs systèmes de santé. C'est à ce moment-là que des structures dédiées à la convalescence et à la rééducation ont commencé à se développer, particulièrement en Europe. Ces structures étaient centrées sur la réadaptation, aidant les patients à retrouver leur autonomie.

L'essor des maladies chroniques

Avec l'augmentation de l'espérance de vie et les progrès de la médecine au 20ème siècle, les maladies chroniques sont devenues plus prévalentes. Des conditions telles que les maladies cardiovasculaires, le diabète ou les affections neurodégénératives ont engendré un besoin croissant de soins post-hospitalisation spécialisés, où la réadaptation occupait une place centrale.

La réponse institutionnelle

Face à ces besoins croissants, de nombreux pays ont commencé à formaliser et à structurer leurs services de SSR. Des standards de soins ont été établis, des formations spécialisées ont été mises en place et des financements dédiés ont été alloués.

Les SSR à l'ère moderne

Avec l'essor technologique et les avancées médicales, les SSR ont intégré des techniques de pointe, tout en conservant leur approche centrée sur le patient. La télémédecine, les thérapies innovantes, ou encore la robotique médicale ont trouvé leur place dans les SSR modernes.

Vers l'avenir

Aujourd'hui, les SSR sont à un tournant. Les défis posés par les pandémies, les évolutions démographiques, et les innovations médicales demandent une adaptation constante. Les SSR de demain devront être encore plus flexibles, intégratifs et tournés vers une prise en charge globale et individualisée du patient.

Les SSR ont suivi un parcours fascinant, passant de structures rudimentaires à des centres hautement spécialisés. Ils incarnent la capacité de la médecine à évoluer face aux besoins changeants de la société, tout en mettant l'humain au cœur de la démarche thérapeutique.

L'impact des changements sociétaux et médicaux sur les SSR.

Les Soins de Suite et de Réadaptation (SSR) sont au cœur du parcours médical du patient. Ils servent de pont entre le traitement aigu et la reprise de la vie quotidienne. Cependant, comme tout domaine médical, les SSR n'opèrent pas en vase clos. Ils sont influencés par des changements sociétaux et médicaux, qui, au fil du temps, ont modifié en profondeur leur approche et leurs pratiques.

Changements sociétaux et leurs impacts sur les SSR :
- **Vieillissement de la population:** Avec une espérance de vie plus longue, le nombre de personnes âgées dans la société augmente. Les pathologies liées à l'âge, comme les chutes, les maladies neurodégénératives ou les affections cardiaques, requièrent des soins spécifiques en matière de réadaptation. Les SSR ont donc dû adapter leurs pratiques et leurs infrastructures pour répondre aux besoins spécifiques de cette tranche d'âge.
- **La montée des maladies chroniques:** La prévalence des maladies chroniques, notamment le diabète, l'obésité ou les affections respiratoires, influence la demande en SSR. Ces patients nécessitent une prise en charge sur le long terme, orientée vers la gestion de la maladie et la prévention des complications.
- **Évolution des attentes des patients:** Aujourd'hui, les patients aspirent à une plus grande autonomie et souhaitent être impliqués dans leur parcours de soins. Les SSR doivent ainsi proposer des approches participatives, intégrant le patient comme acteur central de sa réadaptation.

Changements médicaux et leurs conséquences sur les SSR :

- **Progrès technologiques:** L'intégration des nouvelles technologies, comme la robotique ou les applications de téléréadaptation, offre des opportunités inédites pour la rééducation. Ces outils, en constante évolution, permettent une prise en charge plus personnalisée et souvent plus efficace.
- **Évolution des techniques de rééducation:** La recherche médicale, en s'appuyant sur des études cliniques, a révélé de nouvelles méthodes de rééducation, plus adaptées à certaines pathologies. Ces découvertes ont conduit à une mise à jour des pratiques en SSR.
- **Approche pluridisciplinaire:** Reconnaissant que la santé n'est pas seulement l'absence de maladie, mais un bien-être global, les SSR ont adopté une approche holistique. Cela se traduit par une collaboration renforcée entre différents professionnels (infirmiers, kinésithérapeutes, ergothérapeutes, psychologues, etc.), pour assurer une prise en charge globale.
- **Les défis posés par les crises sanitaires:** Des événements comme la pandémie de COVID-19 ont mis en lumière la nécessité d'adapter les SSR pour accueillir des patients ayant des besoins spécifiques post-infectieux. Ces crises ont aussi souligné l'importance d'une réactivité et d'une flexibilité dans la gestion des SSR.

Les SSR, en tant que maillon essentiel du parcours de soins, ne peuvent ignorer les transformations sociétales et médicales. Pour rester pertinents et efficaces, ils doivent constamment évoluer, anticiper et s'adapter aux nouveaux défis posés par une société en mutation et un domaine médical en perpétuel progrès.

Chapitre 2:
COMPRENDRE LE RÔLE CENTRAL DE L'INFIRMIER EN SSR

L'infirmier : le pilier du SSR.

L'infirmier en Soins de Suite et de Réadaptation (SSR) est bien plus qu'un simple acteur du parcours de soin. Il est le pilier autour duquel gravitent de nombreuses interactions, soins et activités, permettant une réadaptation optimale du patient. Il assure un rôle central, jouant sur plusieurs fronts, et est souvent le premier interlocuteur des patients et de leurs proches.

1. L'infirmier comme coordonnateur des soins :
La spécificité des SSR réside dans leur caractère multidisciplinaire. L'infirmier y assure une fonction de liaison, faisant le lien entre les différents professionnels de santé : médecins, kinésithérapeutes, ergothérapeutes, psychologues, et bien d'autres. Il contribue à synchroniser les interventions, à assurer la continuité des soins et à garantir une prise en charge globale du patient.

2. Le rôle éducatif :
Au-delà des soins techniques, l'infirmier en SSR a également un rôle éducatif primordial. Il informe le patient sur sa pathologie, le sensibilise aux bonnes pratiques pour sa rééducation et l'aide à comprendre et à suivre son traitement. Cette éducation thérapeutique est essentielle pour que le patient devienne acteur de sa propre santé.

3. Un soutien psychologique :
La période de réadaptation peut être éprouvante pour le patient. L'infirmier, par sa présence quotidienne, est souvent celui qui détecte les signes de détresse, d'anxiété ou de dépression. Il apporte un soutien psychologique,

rassure et, si nécessaire, oriente vers des spécialistes pour une prise en charge adaptée.

4. Une expertise technique :

Les soins en SSR peuvent nécessiter des compétences techniques spécifiques, allant de la gestion des plaies complexes à l'administration de traitements particuliers. L'infirmier se doit d'être en veille constante, se formant régulièrement pour répondre aux besoins spécifiques de ses patients.

5. La prévention :

L'infirmier joue un rôle crucial dans la prévention des complications, notamment les escarres, les infections nosocomiales ou les thromboses. Grâce à son observation minutieuse et sa connaissance approfondie du patient, il est souvent le premier à identifier les signes avant-coureurs de complications et à agir en conséquence.

6. La dimension humaine :

L'infirmier, par son contact quotidien avec le patient, établit une relation de confiance, essentielle à la réussite du processus de réadaptation. C'est souvent avec lui que le patient partage ses espoirs, ses craintes et ses difficultés. L'infirmier apporte une écoute bienveillante, une empathie, et un soutien qui vont bien au-delà des soins techniques.

L'infirmier en SSR est la pierre angulaire de la prise en charge. Il assure la continuité des soins, garantit la qualité de la prise en charge et établit cette relation si précieuse avec le patient, qui fait souvent toute la différence dans le parcours de réadaptation. Sans lui, le SSR ne pourrait fonctionner avec une telle efficacité et une telle humanité.

Différences et similitudes avec d'autres services.

Les Soins de Suite et de Réadaptation (SSR) ont des caractéristiques propres qui les distinguent de nombreux autres services hospitaliers. Cependant, ils partagent aussi plusieurs similitudes avec ces derniers, étant donné qu'ils s'inscrivent dans un continuum de soins. Pour comprendre pleinement leur place unique dans le paysage médical, il est pertinent de les comparer à d'autres services, tels que les soins aigus, les soins intensifs et les unités de soins de longue durée.

Différences entre les SSR et d'autres services :
- **Nature des soins:** Les SSR se concentrent principalement sur la rééducation et la réadaptation, alors que les soins aigus et intensifs se focalisent sur le traitement de conditions médicales graves ou d'urgences.
- **Durée du séjour:** Les séjours en SSR tendent à être plus longs que dans les services de soins aigus, mais plus courts que dans les unités de soins de longue durée. Leur objectif est de préparer le patient à retourner chez lui ou dans un autre environnement moins médicalisé.
- **Approche multidisciplinaire:** Bien que tous les services hospitaliers travaillent en équipe, l'approche multidisciplinaire est particulièrement accentuée en SSR. Ce service implique souvent une variété de spécialistes, tels que des kinésithérapeutes, ergothérapeutes, orthophonistes, etc.
- **Infrastructure et équipement:** Les SSR disposent souvent d'équipements et d'infrastructures spécifiques destinés à la rééducation, tels que des salles de physiothérapie ou des piscines thérapeutiques.

Similitudes entre les SSR et d'autres services :
- **Patient au centre:** Quel que soit le service, le bien-être du patient est toujours au cœur des préoccupations. Chaque professionnel s'efforce de

fournir des soins de qualité pour répondre aux besoins du patient.

- **Coordination des soins:** Dans tous les services, il est essentiel d'assurer une coordination efficace entre les différents professionnels de santé pour garantir une prise en charge optimale.
- **Continuum de soins:** Les SSR, tout comme les autres services, font partie d'un parcours de soins. Un patient peut ainsi passer des soins intensifs aux soins aigus, puis aux SSR, avant d'être éventuellement transféré vers une unité de soins de longue durée.
- **Formation continue:** Dans tous les services, les professionnels de santé, y compris les infirmiers, se doivent de rester à jour dans leurs connaissances et leurs compétences pour offrir les meilleurs soins possibles.
- **Challenges administratifs et réglementaires:** Comme tout service hospitalier, les SSR sont confrontés à des défis en matière de financement, de réglementation et de gestion.

Les SSR occupent une place spécifique dans le paysage hospitalier. Tout en partageant plusieurs similitudes avec d'autres services, leurs particularités les distinguent nettement, notamment en raison de leur focalisation sur la réadaptation et la préparation du patient à réintégrer un environnement moins médicalisé.

Importance de la pluridisciplinarité.

La pluridisciplinarité est un concept essentiel en médecine, s'appuyant sur la collaboration de professionnels issus de différentes disciplines pour offrir une prise en charge complète et cohérente au patient. Dans l'univers des soins de santé, où chaque spécialité détient une parcelle du vaste savoir médical, l'approche pluridisciplinaire se révèle être non seulement une nécessité, mais aussi une force.

Imaginons le parcours d'un patient en Soins de Suite et de Réadaptation (SSR) après un accident vasculaire cérébral (AVC). Sa guérison ne dépend pas uniquement de médicaments ou de chirurgie, mais d'une multitude d'interventions. L'ergothérapeute travaille sur la récupération des gestes du quotidien, le kinésithérapeute sur la mobilité et la force musculaire, l'orthophoniste sur les éventuels troubles de la parole, et l'infirmier veille à la coordination des soins et à la prévention des complications. Chacun de ces professionnels apporte une expertise essentielle, mais c'est leur travail conjoint, harmonieux et complémentaire, qui permettra au patient de retrouver son autonomie.

Cette collaboration ne se limite pas seulement à une combinaison d'interventions. Elle favorise également une communication fluide entre professionnels, assurant que chaque décision médicale est informée et adaptée au contexte global du patient. Par exemple, un changement dans un traitement médicamenteux peut affecter le programme de rééducation, ou une observation faite par le kinésithérapeute peut influencer les soins infirmiers. Grâce à la pluridisciplinarité, ces interactions se font dans une transparence et une compréhension mutuelles.

Au-delà des bénéfices médicaux, la pluridisciplinarité enrichit également la relation patient-professionnel. Le patient se sent soutenu, écouté, et considéré dans sa globalité, avec des réponses adaptées à ses préoccupations tant physiques que psychologiques. La complémentarité des compétences assure une prise en charge exhaustive, où chaque aspect de la santé du patient est pris en compte.

La pluridisciplinarité, bien plus qu'une méthode de travail, est une philosophie de soins. Elle témoigne de la reconnaissance que, dans le domaine médical, l'union des savoirs et des compétences est le gage d'une prise en charge optimale, centrée sur le bien-être et la guérison du patient.

Chapitre 3:
L'ADMISSION EN SSR

Le processus d'admission:
de la demande à l'installation.

Le processus d'admission en Soins de Suite et de Réadaptation (SSR) est une étape cruciale, orchestrant la transition du patient d'un environnement médical à un autre, avec pour objectif sa réadaptation et sa réintégration progressive. Cette transition, bien qu'elle puisse sembler administrative, s'avère essentielle pour assurer la continuité et la qualité des soins. Dès la demande d'admission jusqu'à l'installation du patient dans le service, chaque étape est pensée pour garantir la sécurité et le bien-être du patient.

Tout commence généralement par une recommandation médicale. Qu'il s'agisse d'un médecin traitant, d'un chirurgien après une opération ou d'un spécialiste dans un service de soins aigus, la nécessité d'une rééducation est identifiée. Le médecin rédige alors une demande d'admission pour le SSR, détaillant le contexte médical, les besoins spécifiques en matière de rééducation et les objectifs à atteindre.

Cette demande est ensuite évaluée par l'équipe du SSR, souvent dirigée par un médecin rééducateur. Ce dernier examine le dossier médical du patient, évalue la pertinence de l'admission au regard des capacités et spécialités du service et vérifie la disponibilité des places. Il s'assure ainsi que le service peut répondre adéquatement aux besoins du patient.

Une fois la demande acceptée, le processus administratif débute. Les coordonnées du patient, son assurance santé et d'autres détails pertinents sont collectés. Cette phase, bien que bureaucratique, est vitale pour assurer une prise en charge sereine et sans encombre du patient tout au long de son séjour.

À l'approche de la date d'admission, une communication est établie avec le patient et sa famille. On leur fournit des informations pratiques: les affaires à emporter, les horaires de visite, les modalités de séjour, etc. Cette étape permet de préparer le patient à sa venue, de le rassurer et de répondre à ses éventuelles interrogations.

Enfin, le jour de l'admission, le patient est accueilli par l'équipe du SSR. Après les formalités d'entrée, une première évaluation médicale est réalisée pour établir un plan de soins personnalisé. L'infirmier, clé de voûte de cette transition, prend le temps d'installer le patient, de le familiariser avec son nouvel environnement et de présenter l'équipe médicale.

Le processus d'admission, bien qu'il puisse sembler linéaire, est en réalité le reflet d'une attention constante portée au patient. De la première recommandation à l'installation dans sa chambre, chaque étape est conçue pour que le patient se sente pris en charge, écouté et en confiance, amorçant ainsi son parcours de rééducation dans les meilleures conditions possibles.

Évaluation initiale du patient.

L'évaluation initiale du patient en Soins de Suite et de Réadaptation (SSR) est une étape fondamentale qui pose les bases de tout le processus de rééducation. Elle permet de dresser un bilan complet, tant sur le plan médical que fonctionnel, et d'identifier les besoins spécifiques du patient. Cette évaluation guide l'élaboration d'un plan de soins individualisé, axé sur les objectifs de réadaptation.

Dès l'arrivée du patient, l'évaluation débute par un **entretien médical** avec le médecin rééducateur. Ce moment d'échange permet de recueillir l'anamnèse, c'est-à-dire l'ensemble des informations concernant les antécédents médicaux, chirurgicaux, et les circonstances ayant conduit à l'admission en SSR. Les plaintes et les attentes du patient sont également explorées, donnant une vision d'ensemble de sa situation.

La **revue des systèmes** est ensuite effectuée. Elle consiste à interroger le patient sur chaque système corporel (cardiovasculaire, respiratoire, digestif, etc.) pour détecter d'éventuels symptômes ou anomalies.

La **phase d'examen physique** suit. Le médecin procède à une évaluation globale, passant en revue les différentes fonctions corporelles. Il évalue, par exemple, la force musculaire, la mobilité articulaire, la sensibilité, ou encore l'équilibre.

Parallèlement à l'évaluation médicale, d'autres professionnels interviennent :
- L'**ergothérapeute** évalue les capacités du patient à réaliser les activités de la vie quotidienne, comme se vêtir, manger, ou encore gérer ses soins personnels.
- Le **kinésithérapeute** examine la fonction motrice, la qualité de la marche, et la capacité respiratoire.
- L'**orthophoniste**, si nécessaire, évalue les éventuels troubles de la parole, de la déglutition ou de la cognition.
- Les **psychologues** ou neuropsychologues peuvent être sollicités pour explorer l'état émotionnel du patient, sa résilience, ou évaluer d'éventuels troubles cognitifs.

- L'**infirmier** joue un rôle transversal, recueillant des informations sur le vécu du patient, ses habitudes, son niveau d'autonomie, ses médicaments, et ses éventuels besoins en matière d'éducation thérapeutique.

Toutes ces données, collectées minutieusement, sont ensuite compilées pour établir un **plan de soins**. Ce dernier sera régulièrement réévalué et ajusté en fonction de l'évolution du patient.

L'évaluation initiale du patient en SSR est donc un processus multidimensionnel, impliquant une équipe pluridisciplinaire. Elle pose les fondements d'une prise en charge holistique, centrée sur le patient, et orientée vers son retour à l'autonomie.

Le rôle crucial de l'infirmier dans la coordination des soins à l'admission.

L'infirmier, en tant que professionnel de santé de première ligne, joue un rôle pivot lors de l'admission d'un patient en Soins de Suite et de Réadaptation (SSR). À la croisée des chemins entre la médecine, l'organisation et la dimension humaine des soins, l'infirmier est souvent le premier visage que le patient rencontre et le dernier qu'il voit à la fin de sa journée. Dans ce cadre, la coordination des soins à l'admission est une responsabilité majeure de l'infirmier, et voici comment elle se traduit dans la pratique.

1. Premier point de contact et évaluation initiale :
Lorsque le patient arrive en SSR, c'est généralement l'infirmier qui le reçoit, lui offre une première orientation et réalise une évaluation initiale. Cette évaluation, bien que plus centrée sur les soins infirmiers, complète celle du

médecin en apportant un éclairage sur l'état général du patient, ses besoins immédiats et ses préoccupations.

2. Communication avec l'équipe pluridisciplinaire :

L'infirmier recueille des informations essentielles qui seront partagées avec l'ensemble de l'équipe soignante : médecins, kinésithérapeutes, ergothérapeutes, psychologues, etc. Il s'assure que chacun soit informé des particularités du patient, que ce soit une allergie médicamenteuse, une restriction alimentaire ou un besoin psychologique spécifique.

3. Organisation des soins immédiats :

En fonction de l'état du patient à son arrivée, des soins immédiats peuvent être nécessaires. L'infirmier coordonne ces interventions, qu'il s'agisse d'administrer un médicament, de réaliser un pansement ou d'installer le patient sous oxygénothérapie.

4. Éducation et rassurance du patient :

L'admission peut être une source de stress pour le patient. L'infirmier prend le temps d'expliquer les procédures, de présenter l'équipe soignante et de répondre aux questions. Cette démarche rassure le patient et facilite son intégration dans le service.

5. Coordination avec les services extérieurs :

Si le patient nécessite des examens complémentaires, l'infirmier coordonne ces démarches avec les services concernés, qu'il s'agisse d'imagerie, de laboratoire ou de consultations spécialisées.

6. Planification du plan de soins :

En collaboration avec l'équipe médicale, l'infirmier établit un plan de soins pour le patient. Ce plan prend en compte les besoins médicaux, les objectifs de rééducation et les préférences du patient.

7. Transmission des informations :

Les infirmiers travaillant en relais, il est essentiel que les informations soient transmises de manière claire et précise entre les équipes de jour et de nuit, assurant ainsi une continuité des soins.

L'infirmier, par sa position centrale et sa proximité avec le patient, est un maillon essentiel dans la coordination des soins à l'admission en SSR. Il assure la fluidité des interventions, la sécurité du patient et contribue à instaurer une relation de confiance, pilier d'une prise en charge réussie.

Chapitre 4:
TECHNIQUES ET
COMPÉTENCES SPÉCIFIQUES EN SSR

Les compétences médicales spécifiques aux SSR.

Les Soins de Suite et de Réadaptation (SSR) représentent une étape cruciale dans le parcours de soins d'un patient. Ils visent à restaurer les fonctions altérées, optimiser l'autonomie et préparer le retour à domicile ou vers une structure adaptée. Cette mission demande aux professionnels de santé des compétences spécifiques, adaptées à la complexité des besoins des patients pris en charge.

1. Compétences en évaluation fonctionnelle :
Les professionnels des SSR doivent être aptes à évaluer la capacité fonctionnelle des patients. Cela implique une maîtrise des outils et techniques permettant d'apprécier la force musculaire, la mobilité articulaire, l'équilibre, ou encore la coordination.

2. Expertise en rééducation :
La rééducation est au cœur des SSR. Les soignants doivent donc posséder des compétences pointues en kinésithérapie, ergothérapie, orthophonie, etc., selon leurs spécialités respectives.

3. Connaissance des pathologies courantes :
Les patients en SSR viennent souvent après des hospitalisations en soins aigus pour des pathologies variées comme des AVC, des traumatismes, des chirurgies lourdes. Une compréhension approfondie de ces pathologies et de leurs implications est essentielle.

4. Gestion de la douleur :
Les patients en rééducation peuvent souffrir de douleurs chroniques ou aiguës. Les soignants en SSR doivent être formés à la prise en charge de la douleur, que ce soit par des approches médicamenteuses ou non médicamenteuses.

5. Compétences psychosociales :
La réadaptation n'est pas seulement physique. Les professionnels des SSR doivent être capables d'évaluer et de soutenir les besoins émotionnels, psychologiques et sociaux des patients, aidant ces derniers à surmonter les obstacles liés à leur maladie ou à leur état.

6. Coordination et communication interdisciplinaire :
Le SSR est un milieu hautement collaboratif. Les soignants doivent donc exceller dans la communication avec d'autres professionnels de santé (médecins, infirmiers, thérapeutes) pour assurer une prise en charge cohérente et complète.

7. Éducation thérapeutique :
L'un des rôles des SSR est de préparer le patient à son retour chez lui. Cela implique souvent d'éduquer le patient (et parfois sa famille) sur sa condition, les traitements, les gestes à adopter ou à éviter, et les adaptations nécessaires à la vie quotidienne.

8. Maîtrise des technologies médicales :
Avec les avancées technologiques, de nombreux outils et équipements modernes sont intégrés dans la prise en charge en SSR, qu'il s'agisse d'appareils de mobilisation, de technologies de réalité virtuelle pour la rééducation ou de dispositifs de suivi médical.

9. Approche holistique :
En SSR, le patient est envisagé dans sa globalité. Cela demande une capacité à intégrer toutes les facettes de la santé d'un individu : physique, émotionnelle, sociale et cognitive.

10. Adaptabilité :

Enfin, chaque patient est unique, et sa rééducation peut présenter des défis inattendus. La capacité à s'adapter, à innover et à ajuster les plans de soins est une compétence essentielle en SSR.

La spécificité des SSR réside dans cette combinaison d'expertise médicale, de compétences en rééducation et d'une approche centrée sur le patient, offrant ainsi une prise en charge personnalisée et multidimensionnelle.

Gestion de la douleur
et techniques de soin avancées.

La gestion de la douleur est centrale en Soins de Suite et de Réadaptation (SSR). En effet, nombreux sont les patients qui, après une intervention chirurgicale, un traumatisme ou face à une maladie chronique, vivent avec des douleurs. Une prise en charge adéquate de la douleur est essentielle pour le confort, le bien-être du patient, mais aussi pour favoriser sa rééducation. Combiner cette gestion avec des techniques de soin avancées permet d'offrir une approche holistique et moderne du traitement.

1. Évaluation de la douleur :
Avant tout, il est crucial d'évaluer correctement la douleur. Des échelles comme l'échelle visuelle analogique (EVA) ou l'échelle numérique sont couramment utilisées. Cette évaluation prend en compte l'intensité, la localisation, la nature (douleur aiguë vs. chronique) et l'impact de la douleur sur la qualité de vie.
2. Approches pharmacologiques :
- **Analgésiques**: Ils varient des antalgiques simples (paracétamol) aux opiacés (morphine) selon la sévérité de la douleur.

- **Anti-inflammatoires non stéroïdiens (AINS)** : Utiles pour les douleurs d'origine inflammatoire.
- **Antidépresseurs et anticonvulsivants**: Ces médicaments peuvent être efficaces, particulièrement pour les douleurs neuropathiques.

3. Techniques avancées de gestion de la douleur :
- **Neurostimulation transcutanée (TENS)** : Une technique qui utilise de petits courants électriques pour stimuler les nerfs et ainsi réduire la perception de la douleur.
- **Bloc nerveux**: Injections de médicaments pour bloquer temporairement un groupe de nerfs et soulager la douleur.
- **Pompe à analgésiques**: Dispositif permettant l'administration contrôlée d'opiacés directement dans le système nerveux.

4. Approches non pharmacologiques :
- **Kinésithérapie**: Des mouvements spécifiques peuvent aider à soulager la douleur, à améliorer la mobilité et la force.
- **Thermothérapie et cryothérapie**: L'utilisation de la chaleur ou du froid peut avoir des effets analgésiques.
- **Acupuncture**: Cette technique millénaire chinoise peut apporter un soulagement significatif à certains patients.
- **Thérapies manuelles**: Comme l'ostéopathie ou la chiropraxie, elles peuvent être bénéfiques pour des douleurs musculo-squelettiques.

5. Approches psychologiques :
- **Thérapie cognitive et comportementale (TCC)**: Elle aide les patients à gérer la douleur en changeant la manière dont ils perçoivent et réagissent à celle-ci.
- **Relaxation et méditation**: Techniques qui peuvent aider à détendre le corps et l'esprit, réduisant ainsi la perception de la douleur.

6. Technologies innovantes :
- **Réalité virtuelle**: Des études montrent que la réalité virtuelle peut aider à distraire l'esprit de la douleur, offrant une sorte d'analgésie "cognitive".
- **Biofeedback**: Technique qui enseigne aux patients comment contrôler des fonctions physiologiques pour améliorer leur état de santé.

7. Éducation thérapeutique :
Apprendre au patient à comprendre sa douleur, à l'exprimer, à utiliser des techniques de soulagement, mais aussi à éviter des comportements qui pourraient l'aggraver est essentiel.

La gestion de la douleur en SSR repose sur une approche multimodale, combinant des techniques traditionnelles avec des innovations modernes. Elle requiert une collaboration étroite entre le patient, les infirmiers, les médecins et les thérapeutes, visant toujours à offrir la meilleure qualité de vie possible au patient.

Techniques de mobilisation et réadaptation précoce.

Les techniques de mobilisation et de réadaptation précoce jouent un rôle essentiel en Soins de Suite et de Réadaptation (SSR). Ces approches visent à promouvoir le mouvement, minimiser la déconditionnement physique et faciliter le retour à l'autonomie. En commençant la réadaptation tôt, même dans des conditions aiguës, on peut réduire les complications secondaires et optimiser la récupération. Voyons cela plus en détail.

1. L'importance de la mobilisation précoce :
La mobilisation précoce aide à prévenir les complications associées à l'immobilité prolongée, telles que l'atrophie musculaire, les thromboses veineuses profondes, les

pneumonies, ou encore les escarres. Elle favorise aussi une meilleure circulation sanguine et le maintien de la masse musculaire.

2. Techniques de mobilisation passive :

Utilisées lorsque le patient ne peut pas bouger seul, elles impliquent l'utilisation d'appareils ou l'intervention d'un soignant pour bouger les membres du patient. Ces techniques peuvent inclure des exercices d'amplitude de mouvement ou l'utilisation de dispositifs tels que les cycles ergomètres pour les membres inférieurs.

3. Mobilisation active assistée :

Le patient participe activement mais reçoit une aide. Par exemple, un kinésithérapeute peut soutenir le poids d'un membre tout en aidant le patient à effectuer des mouvements.

4. Mobilisation active :

Le patient effectue des mouvements par lui-même. Cette étape peut impliquer des exercices au lit, le transfert du lit à une chaise, ou des exercices de renforcement et d'équilibre.

5. Techniques spécifiques à la réadaptation précoce :

- **Levée précoce du lit**: Encourager le patient à s'asseoir, puis à se lever dès que possible.
- **Marche assistée**: L'utilisation de déambulateurs ou de béquilles pour aider les patients à retrouver leur capacité de marche.
- **Exercices respiratoires**: Ils améliorent la fonction pulmonaire, en particulier après une chirurgie thoracique ou abdominale.

6. Réadaptation précoce spécifique à la condition :

Selon la condition médicale, les techniques peuvent varier :
- Pour un AVC : travail sur la mobilité, la coordination, la parole, et la déglutition.
- Après une chirurgie orthopédique : mouvement précoce de l'articulation concernée, renforcement musculaire et travail sur l'amplitude de mouvement.

7. L'importance du soutien psychologique :

La réadaptation précoce ne se limite pas à la dimension physique. Le soutien psychologique est essentiel pour aider les patients à surmonter les barrières mentales et émotionnelles, et pour renforcer leur motivation à participer activement à la rééducation.

8. Technologie et réadaptation :

Des outils modernes, comme la réalité virtuelle, les exosquelettes ou les plateformes de biofeedback, peuvent être intégrés pour améliorer les résultats de la réadaptation et rendre le processus plus engageant pour le patient.

La clé de la réussite de la mobilisation et de la réadaptation précoce réside dans une approche individualisée et interdisciplinaire, associant médecins, infirmiers, kinésithérapeutes, ergothérapeutes et autres professionnels. Cela vise non seulement à restaurer la fonction, mais aussi à donner aux patients les outils et la confiance nécessaires pour retrouver une vie active et autonome.

Chapitre 5:
LES DÉFIS QUOTIDIENS
ET COMMENT LES SURMONTER

Gérer les situations complexes : du patient récalcitrant au contexte familial difficile.

Les Soins de Suite et de Réadaptation (SSR) se trouvent souvent à l'intersection de la médecine, de la psychologie et du social. Par conséquent, l'infirmier en SSR est régulièrement confronté à des situations complexes. Que ce soit un patient récalcitrant, des antécédents de vie difficiles, ou un contexte familial tendu, chaque situation exige une finesse, une patience et une compétence particulières pour être gérée efficacement.

1. Le patient récalcitrant :
Le patient qui refuse ou résiste au traitement peut être l'un des plus grands défis. Ce refus peut découler de la peur, de la méfiance, de la dépression, ou d'autres facteurs psychologiques.

- **Établir une relation de confiance** : Prendre le temps d'écouter, d'exprimer de l'empathie et de rassurer le patient.
- **Comprendre la source de la récalcitrance** : Est-ce une peur de la douleur, une incompréhension du traitement, ou autre chose ?
- **Impliquer des spécialistes** : Un psychologue ou un travailleur social peut apporter son expertise dans la prise en charge du patient.

2. Contexte familial difficile :

L'environnement familial joue un rôle crucial dans le rétablissement du patient. Cependant, toutes les familles ne sont pas toujours soutenantes ou compréhensives.

- **Organiser des rencontres familiales** : Ces réunions permettent de discuter des préoccupations, d'offrir de l'éducation et de clarifier le rôle de chaque membre dans le processus de réhabilitation.
- **Médiation en cas de conflit** : Dans les situations tendues, une médiation peut aider à résoudre les désaccords et à établir une communication constructive.
- **Soutien extérieur** : Parfois, il peut être nécessaire de solliciter des services sociaux ou des associations pour fournir un soutien supplémentaire à la famille.

3. Gérer les antécédents de vie difficiles :

Les traumatismes passés, qu'ils soient physiques ou psychologiques, peuvent influencer la manière dont le patient réagit au traitement.

- **Formation spécialisée** : Assurer que le personnel est formé pour reconnaître et gérer les signes de traumatisme.
- **Approche centrée sur le patient** : Adapter le plan de traitement en fonction des besoins et des préoccupations spécifiques du patient.
- **Collaboration avec des spécialistes en santé mentale** : Dans certains cas, le soutien d'un psychologue ou d'un psychiatre peut être bénéfique.

4. La communication en équipe :

Une communication fluide entre tous les membres de l'équipe soignante est essentielle pour assurer une prise en charge optimale.

- **Réunions régulières** : Ces moments permettent de partager les informations, de discuter des défis rencontrés et de coordonner les interventions.

- **Formation continue** : Organiser des sessions de formation sur la gestion des situations complexes pour renforcer les compétences de l'équipe.

Gérer les situations complexes en SSR requiert une approche multidimensionnelle qui va bien au-delà des soins médicaux. Les infirmiers, en tant que pilier de ce service, jouent un rôle crucial en étant souvent la première ligne d'interaction avec le patient et sa famille. Avec empathie, patience, compétence et collaboration, ils peuvent naviguer à travers ces défis pour assurer le bien-être et la récupération de leurs patients.

Les défis émotionnels et psychologiques de la réadaptation.

La réadaptation, bien que centrée sur la récupération physique, engage inévitablement les dimensions émotionnelle et psychologique du patient. Le processus de guérison ne se limite pas à la cicatrisation des plaies ou à la rééducation musculaire ; il implique aussi la reconquête de l'autonomie, la gestion de la douleur, l'acceptation des nouvelles réalités corporelles et l'adaptation à un nouvel état de normalité.

1. La confrontation à une nouvelle réalité :
Lorsqu'un patient entre en réadaptation, il peut être confronté à la prise de conscience que sa vie pourrait ne jamais être la même. Cette réalité peut susciter des sentiments d'incrédulité, de déni, de colère ou de deuil pour la vie qu'il connaissait avant.

2. L'incertitude et l'anxiété :
Ne pas savoir à quoi s'attendre, combien de temps durera la rééducation, ou dans quelle mesure la récupération sera

complète peut être une source majeure de stress pour le patient.

3. Les défis de la douleur chronique :
La douleur, en particulier lorsqu'elle est persistante, peut avoir des effets dévastateurs sur le moral et le bien-être psychologique. Elle peut engendrer des sentiments de désespoir, d'irritabilité, voire de dépression.

4. Les difficultés d'acceptation :
Accepter des modifications corporelles, comme la perte d'un membre ou la présence d'une cicatrice importante, nécessite un ajustement psychologique considérable. Cette acceptation est un processus qui peut nécessiter du temps et un soutien psychologique.

5. Les défis liés à l'indépendance et à l'autonomie :
La perte d'autonomie, même temporaire, peut affecter profondément l'estime de soi et le sentiment de dignité du patient.

6. Les réactions des proches :
La manière dont la famille et les amis réagissent à la situation peut influencer le bien-être émotionnel du patient. Le soutien, ou son absence, peut avoir un impact significatif sur le processus de réadaptation.

7. Les défis liés à la reprise des activités quotidiennes :
Reprendre des tâches simples, comme se vêtir ou se nourrir, peut être une source de frustration, notamment lorsqu'il s'agit de redécouvrir comment effectuer ces actions autrefois familières.

8. Les craintes liées à la récidive ou à la dégradation :
Pour certaines conditions, la peur d'une rechute ou d'une aggravation de l'état peut hanter le patient.
Face à ces défis émotionnels et psychologiques, il est essentiel d'offrir un soutien psychologique adapté tout au

long du processus de réadaptation. Cela peut se traduire par des séances de psychothérapie, des groupes de soutien, des ateliers d'art-thérapie ou de musicothérapie, ou encore des interventions de travailleurs sociaux.

Chaque patient est unique, tout comme son parcours de réadaptation. Comprendre et répondre à ces défis émotionnels et psychologiques est une composante essentielle pour assurer une réadaptation complète et holistique.

Comment maintenir l'équilibre entre empathie et professionnalisme.

Dans le monde médical, et en particulier dans le cadre des Soins de Suite et de Réadaptation (SSR), le maintien d'un équilibre entre empathie et professionnalisme est un défi majeur pour les infirmiers et autres professionnels de santé. Chaque patient est un individu avec sa propre histoire, ses propres douleurs et ses propres espoirs. Se connecter à lui de manière émotionnelle peut améliorer les soins, mais il est également crucial de garder une certaine distance pour garantir la qualité des soins et protéger la santé mentale du soignant.

1. Reconnaître la valeur de l'empathie :
L'empathie, cette capacité à comprendre et à ressentir ce que vit l'autre, est fondamentale dans la relation soignant-soigné. Elle favorise la confiance, facilite la communication et améliore l'adhésion au traitement.

2. Établir des limites claires :
Bien qu'il soit essentiel de montrer de l'empathie, le professionnel de santé doit également établir des limites claires pour protéger sa propre santé mentale. Cela pourrait signifier de ne pas donner son numéro de téléphone personnel, de ne pas accepter d'amis sur les

réseaux sociaux ou de ne pas s'impliquer dans les affaires personnelles du patient.

3. Ne pas porter de jugement :

Un professionnel doit traiter chaque patient avec respect, indépendamment de ses antécédents, croyances ou comportements. Éviter de juger favorise une relation authentique et empathique.

4. Se former à la communication thérapeutique :

Des techniques spécifiques, comme l'écoute active ou la reformulation, permettent de montrer de l'empathie tout en restant professionnel. Ces techniques peuvent être développées à travers des formations spécifiques.

5. Savoir se déconnecter :

Après une journée de travail, surtout si elle a été émotionnellement chargée, il est crucial de trouver des moyens de se déconnecter. Cela peut passer par des activités relaxantes, du sport, de la méditation ou tout simplement du temps passé avec ses proches.

6. Utiliser la supervision ou le débriefing :

La supervision ou le débriefing régulier avec des collègues ou des superviseurs peut aider à gérer les émotions ressenties au travail. C'est l'occasion d'exprimer ses ressentis, de recevoir des conseils et de réfléchir sur sa pratique.

7. Se rappeler du rôle du soignant :

Le rôle principal du soignant est d'apporter des soins médicaux de qualité. Bien que l'empathie soit essentielle pour comprendre les besoins émotionnels du patient, il est tout aussi crucial de ne pas se laisser submerger par ces émotions au détriment du rôle principal.

8. Se protéger soi-même :

Les professionnels de santé sont eux aussi vulnérables à l'épuisement professionnel, à la dépression ou à d'autres problèmes de santé mentale. Prendre conscience de ses propres besoins et mettre en place des stratégies de prévention est essentiel pour maintenir cet équilibre entre empathie et professionnalisme.

Finalement, être un soignant empathique et professionnel nécessite un travail constant sur soi, une réflexion sur sa pratique et la mise en place de stratégies pour protéger sa santé mentale tout en offrant des soins de qualité.

Chapitre 6:
TRAVAILLER EN ÉQUIPE EN SSR

Importance de la communication entre professionnels de santé.

La communication entre professionnels de santé est l'un des piliers du système de soins. Elle garantit une prise en charge globale et optimale du patient, favorise une meilleure compréhension des enjeux médicaux et réduit les risques d'erreurs ou d'incompréhensions. Voyons pourquoi cette communication est si fondamentale.

Harmonisation des soins :
La prise en charge d'un patient nécessite souvent l'intervention de plusieurs professionnels de santé : médecins, infirmiers, aides-soignants, kinésithérapeutes, psychologues, etc. Une communication fluide permet d'harmoniser les soins, d'assurer une continuité dans la prise en charge et d'éviter les actions contradictoires ou redondantes.

Réduction des erreurs médicales :
Une communication déficiente est l'une des principales causes d'erreurs médicales. En échangeant régulièrement et clairement, les professionnels peuvent se tenir informés des traitements en cours, des allergies, des antécédents ou de tout autre élément crucial pour la sécurité du patient.

Facilitation de la transmission d'informations :
La relève, les transmissions écrites, les réunions pluridisciplinaires... autant de moments clés où la communication joue un rôle prépondérant. Une information manquée ou mal interprétée peut avoir des conséquences importantes sur la qualité des soins.

Optimisation du temps :

Une communication efficace évite les doublons, les examens inutiles ou les actions contradictoires. Elle permet une meilleure organisation des soins, optimisant ainsi le temps de chacun.

Amélioration du bien-être au travail :

Une bonne communication renforce la cohésion de l'équipe, diminue les tensions et prévient les conflits. Travailler dans un environnement où l'on se sent écouté et où l'information circule librement contribue à améliorer le bien-être au travail.

Adaptation à l'évolution médicale :

La médecine évolue constamment. Les protocoles changent, de nouveaux traitements apparaissent, et les recommandations sont mises à jour régulièrement. Une communication efficace permet de diffuser rapidement ces nouvelles informations, garantissant ainsi une mise à jour des connaissances de tous.

Compréhension des enjeux psychosociaux :

Un patient n'est pas qu'un diagnostic ou une liste de symptômes. Il vient avec son histoire, ses préoccupations, ses peurs. En communiquant entre eux, les professionnels peuvent mieux comprendre ces enjeux psychosociaux, essentiels pour une prise en charge globale.

Facilitation de la prise en charge pluridisciplinaire :

De nombreux patients nécessitent une prise en charge pluridisciplinaire. La communication entre les différents professionnels permet de coordonner cette prise en charge, d'harmoniser les objectifs et d'assurer une continuité dans le suivi.

La communication entre professionnels de santé est essentielle pour garantir la sécurité, l'efficacité et la qualité des soins. Elle requiert cependant des compétences, une formation adaptée et des outils adaptés pour être pleinement efficace.

Collaboration avec les médecins, kinésithérapeutes, ergothérapeutes et autres membres de l'équipe.

La collaboration entre les différents membres de l'équipe médicale est essentielle pour garantir une prise en charge globale et coordonnée du patient. Chaque professionnel apporte une expertise unique et complémentaire, créant ainsi une synergie bénéfique pour le patient. Explorons comment cette collaboration s'articule entre les infirmiers, médecins, kinésithérapeutes, ergothérapeutes et autres membres de l'équipe.

1. Avec les médecins :
L'infirmier travaille en étroite collaboration avec le médecin. Il est souvent le premier à observer les changements dans l'état du patient et peut donc fournir des informations précieuses au médecin. Ensemble, ils discutent des plans de traitement, des médications et des besoins spécifiques du patient. L'infirmier exécute également les prescriptions du médecin, tout en servant de relais entre le patient et le médecin.

2. Avec les kinésithérapeutes :
Le rôle du kinésithérapeute est de travailler sur la mobilité et la fonctionnalité du patient. L'infirmier et le kinésithérapeute collaborent souvent pour identifier les besoins en matière de mobilisation, les contre-indications potentielles à certains mouvements et la meilleure façon de soutenir la rééducation du patient.

3. Avec les ergothérapeutes :
L'ergothérapeute se concentre sur les activités quotidiennes et la capacité du patient à fonctionner de manière autonome. L'infirmier peut collaborer avec l'ergothérapeute pour partager des observations sur les capacités du patient, aider à adapter l'environnement du

patient pour faciliter son autonomie et soutenir les interventions de l'ergothérapeute.

4. Avec d'autres membres de l'équipe :

Outre ces professionnels, l'équipe peut également comprendre des psychologues, des diététiciens, des travailleurs sociaux, entre autres. L'infirmier joue un rôle central dans cette équipe, car il est souvent en contact direct et continu avec le patient. Il peut fournir des informations essentielles à chaque membre et faciliter la coordination des soins.

5. La communication :

La clé de cette collaboration est une communication ouverte et régulière. Cela peut se faire par le biais de réunions d'équipe, de notes médicales, de transmissions orales ou de tout autre moyen permettant de partager des informations essentielles.

6. La formation continue :

Une formation continue permet aux professionnels de comprendre les rôles et responsabilités de chacun. Elle peut également aider à développer des compétences interprofessionnelles, favorisant ainsi une meilleure collaboration.

7. Le respect mutuel :

Chaque professionnel apporte une expertise unique. Reconnaître et valoriser cette expertise favorise une collaboration saine et productive. Le respect mutuel est la base d'une équipe efficace.

8. Les objectifs communs :

Bien que chaque professionnel ait ses propres domaines de compétence, l'objectif final est toujours le bien-être et la santé du patient. Garder cet objectif en tête aide à surmonter les éventuels désaccords ou malentendus.

La collaboration entre les différents membres de l'équipe médicale est essentielle pour offrir des soins complets et coordonnés. Cela requiert communication, respect mutuel et engagement envers les objectifs communs.

Techniques de coordination et de planification des soins.

La coordination et la planification des soins sont cruciales pour assurer une prise en charge globale et efficace des patients. Elles permettent d'harmoniser les interventions de chaque professionnel, de répondre de manière adaptée aux besoins du patient et d'optimiser les ressources disponibles. Cette démarche nécessite à la fois une expertise clinique et des compétences en gestion.

1. Évaluation initiale :
Avant toute planification, il est essentiel de réaliser une évaluation complète du patient. Celle-ci doit intégrer des aspects médicaux, mais aussi psychosociaux et fonctionnels. Cette évaluation permettra d'identifier les besoins prioritaires et les objectifs de soins.

2. Établissement d'un plan de soins :
En fonction de l'évaluation, un plan de soins est élaboré. Celui-ci détaille les interventions à réaliser, les professionnels impliqués, les objectifs à atteindre et le calendrier de mise en œuvre. Ce plan doit être flexible pour s'adapter aux évolutions de l'état du patient.

3. Communication :
La coordination nécessite une communication fluide entre les différents acteurs impliqués. Les réunions pluridisciplinaires, les transmissions écrites et orales, ainsi que les outils numériques, sont autant de moyens de garantir une bonne communication.

4. Suivi et réévaluation :
La situation du patient doit être régulièrement réévaluée pour ajuster le plan de soins en conséquence. Ces réévaluations peuvent être programmées ou réalisées en fonction des changements observés.

5. Implication du patient et de sa famille :
La coordination des soins est d'autant plus efficace lorsque le patient et sa famille sont impliqués. Ils peuvent

apporter des informations essentielles, participer à la prise de décision et contribuer à la mise en œuvre du plan de soins.

6. Utilisation d'outils de coordination :

Il existe de nombreux outils qui peuvent faciliter la coordination, tels que les dossiers médicaux partagés, les logiciels de planification, les applications de suivi, etc. Ces outils permettent de centraliser les informations, de faciliter la communication et d'assurer un suivi rigoureux.

7. Formation continue :

Les techniques de coordination évoluent avec le temps, tout comme les besoins des patients et les ressources disponibles. Il est donc essentiel de se former régulièrement pour rester à jour et optimiser ses pratiques.

8. Prise en compte des ressources disponibles :

La planification doit s'adapter aux ressources disponibles (personnel, matériel, temps). Cela nécessite parfois de prioriser certaines interventions ou de rechercher des solutions alternatives.

9. Collaboration avec les structures extérieures :

Dans certains cas, le patient nécessite des interventions extérieures (hospitalisation à domicile, services sociaux, etc.). La coordination avec ces structures est essentielle pour assurer la continuité des soins.

10. Documentation :

Toutes les interventions, évaluations et décisions doivent être documentées de manière rigoureuse. Cela garantit la traçabilité des soins, facilite la communication et permet d'assurer la qualité et la sécurité des interventions.

La coordination et la planification des soins sont des processus dynamiques, centrés sur le patient, qui nécessitent une collaboration étroite entre les différents professionnels et une adaptation constante aux besoins et ressources disponibles.

Chapitre 7:
LES OUTILS TECHNOLOGIQUES EN SSR

Évolution technologique
et son impact sur les SSR.

L'évolution technologique a profondément modifié le paysage des Soins de Suite et de Réadaptation (SSR). Ces avancées ont introduit de nouvelles méthodes, outils et approches dans le traitement et la prise en charge des patients, renforçant ainsi l'efficacité des soins et modifiant également les méthodes de travail des professionnels. Abordons cet impact de façon fluide et cohérente.

La révolution numérique a engendré une transformation sans précédent dans le secteur médical. Dans le contexte des SSR, plusieurs éléments clés de cette évolution technologique méritent d'être soulignés.

1. Télémédecine :
La télémédecine a ouvert la porte à la consultation à distance, permettant aux patients de bénéficier d'expertises médicales sans se déplacer. Pour les SSR, cela signifie une meilleure accessibilité aux spécialistes, des suivis post-hospitalisation facilités et une continuité des soins améliorée, notamment pour les patients éloignés ou à mobilité réduite.

2. Robotique et dispositifs d'assistance :
Les innovations robotiques ont conduit à l'introduction d'exosquelettes, de robots de mobilisation et d'autres dispositifs d'assistance. Ces outils, utilisés en rééducation, permettent de soutenir et de renforcer les mouvements des patients, accélérant ainsi leur rétablissement et optimisant leur réadaptation.

3. Réalité virtuelle et augmentée :

La réalité virtuelle et augmentée offre des environnements stimulants et contrôlés pour la rééducation. Les patients peuvent, par exemple, pratiquer la marche ou la préhension dans des scénarios virtuels adaptés à leurs besoins, tout en bénéficiant d'un feedback en temps réel.

4. Systèmes d'information médicale :

Les dossiers médicaux électroniques et les plateformes numériques de gestion patient ont permis une meilleure traçabilité, une accessibilité accrue à l'information et une coordination renforcée entre professionnels. Ces systèmes contribuent à une prise en charge plus personnalisée et mieux informée.

5. Dispositifs de surveillance à distance :

Grâce aux objets connectés, il est désormais possible de suivre en temps réel certains paramètres de santé des patients, tels que le rythme cardiaque, la pression artérielle ou le niveau d'activité. Cela permet d'ajuster les soins et les interventions en fonction des besoins réels et d'anticiper certaines complications.

6. Formation et simulation :

Les nouvelles technologies offrent également des opportunités de formation. Les simulateurs médicaux, par exemple, permettent aux professionnels de se former et de se perfectionner dans des conditions proches de la réalité, mais sans risque pour le patient.

L'impact de ces évolutions technologiques sur les SSR est indéniable. Elles offrent des opportunités pour améliorer la qualité des soins, optimiser la réadaptation et faciliter la vie des professionnels. Toutefois, elles soulèvent également des défis, notamment en termes d'adaptation, de formation et d'éthique. Il est essentiel que ces innovations soient intégrées de manière réfléchie, en plaçant toujours le patient au cœur de la démarche.

Appareils et outils
de réadaptation modernes.

L'univers de la réadaptation a connu une évolution remarquable grâce à l'introduction d'appareils et d'outils modernes. Ces innovations ont été conçues pour faciliter la récupération, améliorer les capacités fonctionnelles et soutenir les professionnels de santé dans leur mission. Penchons-nous sur certains de ces appareils et outils qui sont désormais des incontournables dans les services de Soins de Suite et de Réadaptation (SSR).

1. Exosquelettes :
Ces structures robotisées, portées sur le corps, permettent d'assister ou d'amplifier les mouvements. Elles sont particulièrement utiles pour la rééducation des patients ayant des faiblesses musculaires ou des troubles de la mobilité.

2. Plateformes de réalité virtuelle :
Des programmes de réalité virtuelle sont utilisés pour immerger le patient dans un environnement stimulant, où il peut pratiquer des exercices de rééducation spécifiques, tout en recevant des retours en temps réel sur ses performances.

3. Tapis roulants avec soutien du poids corporel :
Ces tapis roulants, équipés d'un harnais, permettent aux patients de marcher sans porter la totalité de leur poids, facilitant ainsi la rééducation après certaines blessures ou interventions chirurgicales.

4. Dispositifs de biofeedback :
Ces outils fournissent des retours visuels ou sonores sur l'activité musculaire ou d'autres fonctions corporelles, aidant ainsi les patients à mieux comprendre et contrôler leur propre corps lors de la rééducation.

5. Laser thérapeutique :
Utilisé pour traiter la douleur, l'inflammation et accélérer la guérison des tissus, le laser thérapeutique est une

intervention non invasive qui complète souvent d'autres méthodes de rééducation.

6. Tables et appareils de traction :

Ces dispositifs sont conçus pour étirer certaines parties du corps, notamment la colonne vertébrale, afin de réduire la douleur et améliorer la mobilité.

7. Équipements d'électrothérapie :

Utilisant des impulsions électriques pour stimuler les muscles ou atténuer la douleur, ces appareils sont couramment utilisés pour traiter diverses affections musculaires et nerveuses.

8. Robots de rééducation des membres :

Ces robots assistent ou guident les mouvements des membres supérieurs ou inférieurs, offrant ainsi une rééducation ciblée et adaptée.

9. Balles et rouleaux de thérapie :

Bien que simples, ces outils sont essentiels pour la kinésithérapie, aidant à améliorer la flexibilité, la force et la coordination.

10. Applications mobiles et wearables :

Les montres connectées, les capteurs et les applications dédiées peuvent suivre l'activité physique, la posture, le sommeil et d'autres paramètres, fournissant ainsi des informations précieuses pour le processus de réadaptation.

Ces appareils et outils modernes, combinés avec des approches thérapeutiques éprouvées, permettent d'offrir une prise en charge plus personnalisée, efficace et engageante pour les patients en SSR. Alors que la technologie continue d'évoluer, il est essentiel pour les professionnels de se tenir informés des dernières innovations et de leur potentiel afin de maximiser les bénéfices pour leurs patients.

Formation continue
et veille technologique pour l'infirmier.

Le monde de la santé est en constante évolution. Les avancées technologiques, les nouvelles recherches médicales et les changements sociétaux transforment la manière dont les soins sont dispensés. Face à cette dynamique, l'infirmier en Soins de Suite et de Réadaptation (SSR) se doit de poursuivre une formation continue et d'adopter une posture de veille technologique pour rester à la pointe de sa profession. Abordons ce sujet en détail.
Formation continue :

La formation continue est le pilier du développement professionnel de tout infirmier. Elle assure non seulement la mise à jour des connaissances mais aussi l'acquisition de nouvelles compétences répondant aux exigences actuelles du métier.

- **Formations spécialisées :** Selon les besoins du service SSR ou des aspirations professionnelles, l'infirmier peut choisir des formations spécifiques, par exemple en gestion de la douleur, en soins palliatifs ou en prise en charge des pathologies particulières.
- **Ateliers pratiques :** Ces ateliers, souvent organisés par des institutions médicales ou des entreprises spécialisées, permettent d'apprendre et de maîtriser l'utilisation de nouveaux équipements ou techniques.
- **Séminaires et conférences :** Ils offrent l'opportunité de suivre les tendances actuelles, d'entendre des experts du domaine et de partager des expériences avec d'autres professionnels.
- **Formations en soft skills :** Ces compétences, comme la communication, la gestion du stress ou le leadership, sont essentielles pour l'infirmier qui travaille en équipe et avec une variété de patients.

Veille technologique :
La veille technologique est l'art de surveiller, d'analyser et de tirer parti des innovations technologiques susceptibles d'impacter le domaine de la santé.

- **Abonnement à des revues professionnelles :** Ces revues sont souvent les premières à présenter des articles sur de nouvelles technologies, méthodes ou études dans le domaine infirmier.
- **Participation à des salons et expositions médicaux :** Ces événements présentent les dernières innovations, permettant aux infirmiers de voir, de toucher et parfois d'expérimenter de nouveaux outils.
- **Réseaux professionnels :** Rejoindre des associations professionnelles ou des groupes sur les médias sociaux permet d'échanger avec des pairs sur les dernières tendances et d'obtenir des recommandations.
- **Formations en ligne :** De nombreuses plateformes proposent des cours sur les dernières avancées technologiques en santé, accessibles à tout moment.
- **Partenariats avec des fournisseurs :** Certains fournisseurs proposent des formations pour accompagner l'adoption de nouvelles technologies dans les établissements de soins.

Il est crucial pour l'infirmier en SSR de s'engager dans une démarche proactive de formation continue et de veille technologique. Cet engagement garantit non seulement une prise en charge optimale des patients mais renforce aussi le positionnement professionnel de l'infirmier dans un environnement médical en perpétuelle évolution.

Chapitre 8:
ASPECTS ÉTHIQUES ET JURIDIQUES

Droits des patients en SSR.

Dans un établissement de Soins de Suite et de Réadaptation (SSR), comme dans tout autre contexte médical, les droits des patients sont primordiaux. Ils garantissent que chaque individu soit traité avec dignité, respect et qu'il reçoive des soins appropriés à son état. Examinons de plus près ces droits fondamentaux en contexte SSR.

1. Droit à l'information :
Chaque patient a le droit d'être informé sur son état, les soins proposés, leurs bénéfices, risques et alternatives. Cette information, délivrée de manière claire et adaptée, permet au patient de participer activement à la prise de décision concernant son traitement.

2. Consentement libre et éclairé :
Aucun acte médical ne peut être réalisé sans le consentement du patient. Ce dernier doit être libre, éclairé et donné de façon explicite, sauf en cas d'urgence où la personne n'est pas en mesure d'exprimer sa volonté.

3. Respect de la vie privée et confidentialité :
Toutes les informations relatives au patient doivent demeurer confidentielles. Le personnel de SSR est tenu de respecter cette confidentialité, tout comme le droit du patient à l'intimité lors des soins.

4. Qualité des soins et sécurité :
Chaque patient en SSR a le droit de recevoir des soins de qualité, dans un environnement sécurisé. Cela inclut le respect des protocoles médicaux, l'utilisation d'équipements adéquats et la garantie d'un environnement propre et sûr.

5. Droit de refus ou de retrait de traitement :
Un patient peut, à tout moment, refuser un traitement ou demander son interruption, même si cela peut avoir des conséquences sur sa santé. Il doit être informé des répercussions d'une telle décision.

6. Accès au dossier médical :
Chaque patient a le droit d'accéder à son dossier médical. Cela lui permet de comprendre son parcours de soins, de consulter les comptes rendus médicaux et d'être acteur de sa prise en charge.

7. Droit à la prise en compte de la douleur :
La reconnaissance et le traitement de la douleur sont fondamentaux. Le patient a le droit de voir sa douleur évaluée, prise en compte et traitée de manière adaptée.

8. Droit d'être accompagné et soutenu :
En SSR, compte tenu de la nature prolongée et complexe des soins, le soutien des proches est essentiel. Le patient a donc le droit d'être accompagné par ses proches dans le respect de l'organisation des soins.

9. Expression des plaintes et revendications :
Si le patient estime que ses droits n'ont pas été respectés ou qu'il n'est pas satisfait des soins reçus, il a le droit d'exprimer ses plaintes et revendications à l'établissement, qui se doit de les traiter.

10. Respect de la fin de vie :
En cas de maladie grave, évolutive et incurable, chaque patient a des droits spécifiques liés à la fin de vie, notamment en ce qui concerne les directives anticipées et la sédation profonde.

La prise de conscience et le respect de ces droits par tous les acteurs, infirmiers inclus, sont essentiels pour garantir une prise en charge humaine, éthique et qualitative en SSR. Il est du devoir de chaque professionnel de s'informer et de s'assurer que ces droits soient toujours mis en avant dans leur pratique quotidienne.

Réflexions éthiques
sur la réadaptation et la fin de vie.

La réadaptation, tout comme la fin de vie, renvoie à des périodes sensibles de l'existence humaine où l'individu se retrouve confronté à des défis, des choix et des questionnements profonds. Les Soins de Suite et de Réadaptation (SSR) ont pour mission de soutenir les patients dans ces moments cruciaux, mais ils génèrent également d'importantes réflexions éthiques.

La réadaptation : entre espoir et réalité

- **Liberté de choix vs. bien-être optimal :** Comment équilibrer le souhait du patient (qui parfois souhaite abandonner la rééducation) avec la nécessité médicale de poursuivre la réadaptation pour garantir son bien-être à long terme ?
- **Dignité et autonomie :** Chaque patient aspire à retrouver son autonomie, mais jusqu'où doit-on pousser les limites de la réadaptation pour préserver cette dignité ?
- **Technologie et humanité :** Alors que la technologie offre des possibilités croissantes en matière de réadaptation, comment s'assurer que la dimension humaine demeure au cœur du processus ?

La fin de vie : un défi éthique majeur

- **Qualité de vie vs. prolongation de la vie :** Lorsque la médecine peut prolonger la vie, mais pas forcément sa qualité, quelle décision prendre ? Et qui devrait la prendre : le patient, la famille, les soignants ?
- **Directives anticipées :** Elles sont conçues pour respecter les souhaits du patient quant à sa fin de vie. Cependant, comment les interpréter quand elles semblent contraires à ce qui est médicalement envisageable ou optimal ?

- **Soutien émotionnel :** Comment fournir un soutien émotionnel adapté, tant aux patients qu'à leurs proches, tout en préservant sa propre santé mentale en tant que professionnel de santé ?
- **Décision d'arrêt des traitements :** Quand est-il éthique de décider d'arrêter les traitements ? Quelle est la part de l'avis du patient, de la famille, des médecins ?

Au cœur de ces réflexions éthiques, se trouvent des valeurs universelles telles que la dignité, le respect, l'autonomie et la bienveillance. Les SSR, par leur vocation de soins, de réadaptation et d'accompagnement, sont confrontés à ces dilemmes au quotidien. Il est essentiel pour les professionnels de santé de prendre le temps de la réflexion, de la formation et de l'échange pour naviguer ces défis éthiques avec sagesse, compassion et intégrité. La clé réside dans une écoute attentive et respectueuse du patient, ainsi qu'une communication transparente avec tous les acteurs impliqués.

Importance de la documentation et de la confidentialité.

La documentation et la confidentialité sont deux piliers essentiels dans le domaine médical, et plus particulièrement au sein des Soins de Suite et de Réadaptation (SSR). Elles forment la base sur laquelle repose la relation de confiance entre le patient et l'équipe médicale. Explorons cette dualité en profondeur.

La documentation : au cœur de la prise en charge
- **Traçabilité des soins :** La documentation assure une traçabilité complète de tous les soins et interventions réalisés. Ceci permet d'assurer une continuité des soins, surtout dans un contexte pluridisciplinaire

comme les SSR où plusieurs professionnels interviennent.

- **Communication entre professionnels :** Une documentation rigoureuse facilite le partage d'informations entre les différents membres de l'équipe soignante. Elle offre une vue d'ensemble de la situation du patient, garantissant ainsi une prise en charge harmonisée.
- **Suivi et évaluation :** La documentation permet d'évaluer l'évolution du patient, d'ajuster les plans de soins en conséquence et de mesurer l'efficacité des interventions.
- **Responsabilité légale :** En cas de litige, la documentation sert de preuve quant aux soins prodigués et aux décisions prises.

La confidentialité : une promesse d'intégrité

- **Respect des droits du patient :** Chaque patient a le droit à la protection de sa vie privée. La confidentialité garantit que les informations personnelles et médicales ne seront pas divulguées sans son consentement.
- **Création d'un espace de confiance :** Savoir que leurs informations sont traitées en toute confidentialité encourage les patients à être plus ouverts et honnêtes sur leur état, ce qui facilite leur prise en charge.
- **Éthique professionnelle :** La confidentialité est au cœur de l'éthique médicale. Elle définit les SSR comme des lieux sécurisés, où le respect du patient est primordial.
- **Protection contre les abus :** Dans notre ère numérique, la confidentialité assure aussi une protection contre les abus potentiels, tels que le vol d'identité ou l'exploitation des données à des fins non autorisées.

La documentation et la confidentialité sont donc intimement liées. Une documentation précise et complète est inutile si elle n'est pas traitée avec la plus stricte confidentialité. Et inversement, le respect de la confidentialité est compromis si la documentation n'est pas tenue avec rigueur. Les professionnels de santé, et en particulier les infirmiers au sein des SSR, ont un rôle majeur à jouer pour s'assurer que ces deux éléments soient toujours respectés, garantissant ainsi une prise en charge optimale et éthique des patients.

Chapitre 9:
LES SPÉCIFICITÉS
DES POPULATIONS EN SSR

Les enfants en SSR : particularités et défis.

Les enfants en Soins de Suite et de Réadaptation (SSR) constituent un public à part, avec des besoins et des enjeux spécifiques. Les SSR pédiatriques, qu'ils soient dédiés exclusivement aux enfants ou qu'ils accueillent des enfants au sein d'une structure plus large, sont confrontés à une série de particularités et de défis propres à cette population.

Les particularités des enfants en SSR
- **Physiologie en évolution :** Les corps des enfants sont en constante croissance et développement. Cela signifie que leur réadaptation doit prendre en compte ces changements physiologiques pour être efficace.
- **Des pathologies spécifiques :** Certains troubles ou maladies sont propres à la pédiatrie, et nécessitent donc une expertise spécifique pour une prise en charge adaptée.
- **Impact psychologique :** Les enfants sont en plein développement cognitif et émotionnel. Un traumatisme ou une maladie peut avoir un impact profond sur leur bien-être psychologique, leur image de soi, et leur relation au monde.
- **Le rôle de la famille :** Pour les enfants, la famille joue un rôle prépondérant dans le processus de réadaptation. Leur implication, leur soutien et leur formation sont essentiels.

Les défis propres aux SSR pédiatriques
- **Communication adaptée :** Il faut savoir communiquer avec l'enfant à son niveau, en utilisant un langage clair et rassurant. L'éducation thérapeutique doit être adaptée à leur âge et à leur compréhension.
- **Participation active de l'enfant :** Engager l'enfant dans son processus de réadaptation est un défi, mais c'est aussi la clé de son succès. Les jeux thérapeutiques, la ludification des soins, peuvent aider à rendre cette démarche plus attractive.
- **Soutien émotionnel :** Les enfants peuvent ne pas comprendre pleinement ce qui leur arrive, ou peuvent avoir peur. Fournir un soutien émotionnel adapté, parfois via des professionnels tels que des psychologues spécialisés, est crucial.
- **Coordination avec le système éducatif :** En parallèle des soins, il est souvent nécessaire de coordonner la réadaptation avec la scolarité de l'enfant, que ce soit pour maintenir un niveau académique ou pour préparer un retour à l'école.
- **Formation des parents :** Les parents ou tuteurs doivent souvent être formés pour participer activement aux soins de leur enfant, notamment en SSR où la réadaptation se poursuit souvent à domicile.

L'approche en SSR pédiatrique doit donc être globale, prenant en compte l'ensemble des besoins spécifiques de l'enfant, tant sur le plan physique que psychologique. Elle nécessite une collaboration étroite entre les différents professionnels de santé, l'enfant lui-même, et sa famille, pour assurer une prise en charge optimale et favoriser un retour à une vie normale.

SSR gériatrique : répondre aux besoins des personnes âgées.

Les Soins de Suite et de Réadaptation (SSR) gériatriques se concentrent sur la prise en charge des personnes âgées, une population avec des besoins et des enjeux distincts. Les défis de la gériatrie sont nombreux et requièrent une approche holistique et adaptée.

Particularités des patients âgés en SSR

- **Polypathologie :** Les personnes âgées ont souvent plusieurs pathologies simultanées, nécessitant une prise en charge médicale complexe et une coordination soignée entre divers spécialistes.
- **Vulnérabilité physique :** Avec l'âge, l'organisme perd de sa robustesse. Les os sont plus fragiles, la peau est plus mince, et le système immunitaire est souvent affaibli, rendant la réadaptation plus délicate.
- **Aspects cognitifs :** Les troubles cognitifs, tels que la démence ou la maladie d'Alzheimer, peuvent être courants et nécessitent une approche spécifique lors de la réadaptation.
- **Psychosocial :** La solitude, la dépression ou le sentiment de dépendance peuvent affecter l'état d'esprit et la motivation du patient, influençant ainsi le processus de réadaptation.

Défis et réponses en SSR gériatrique

- **Prise en charge individualisée :** Chaque senior est unique. Les soins doivent être adaptés non seulement à sa pathologie, mais aussi à son histoire de vie, à ses habitudes et à ses désirs.
- **Interdisciplinarité :** L'approche doit être multidisciplinaire, associant médecins, infirmiers, kinésithérapeutes, ergothérapeutes, psychologues et

autres spécialistes pour répondre aux divers besoins du patient.

- **L'environnement :** Créer un cadre sécurisant, rassurant et stimulant est essentiel. L'adaptation de l'environnement matériel et la présence d'un personnel formé à la gériatrie sont des éléments clés.
- **Participation active du patient :** Malgré leur âge, les seniors doivent être acteurs de leur réadaptation. Cela peut nécessiter de surmonter des réticences, des peurs ou des préjugés.
- **Soutien familial :** La famille et les proches jouent un rôle important dans le processus de réadaptation. Ils peuvent être sources de soutien émotionnel, mais aussi être formés pour accompagner le patient au quotidien.
- **Transition vers le domicile :** Le retour à domicile est souvent l'objectif en SSR gériatrique. Il s'agit de préparer ce retour, d'adapter le domicile si nécessaire et de s'assurer que le patient et sa famille disposent des outils et des compétences nécessaires.

Les SSR gériatriques sont donc une réponse adaptée à la complexité des besoins des personnes âgées. Ils offrent une prise en charge globale, axée sur la personne, avec pour finalité l'amélioration de sa qualité de vie, le maintien ou la restauration de son autonomie, et la prévention des complications liées à l'âge. Dans ce contexte, la dimension humaine des soins, l'écoute et la bienveillance sont primordiales pour répondre efficacement aux défis de la gériatrie moderne.

Réadaptation de patients atteints de maladies neurodégénératives ou de traumatismes.

La réadaptation des patients atteints de maladies neurodégénératives ou de traumatismes constitue un défi médical et humain majeur. L'objectif de la prise en charge est de restaurer, maintenir ou optimiser le niveau d'autonomie et de qualité de vie de ces patients, malgré les lourdes conséquences physiques et cognitives associées à leur pathologie.

Maladies neurodégénératives : un combat contre le temps
Les maladies neurodégénératives, telles que la maladie d'Alzheimer, la maladie de Parkinson ou la sclérose en plaques, se caractérisent par une détérioration progressive des neurones. Elles impactent la mobilité, les capacités cognitives, la parole et bien d'autres fonctions vitales.

- **Réadaptation motrice :** Des exercices spécifiques, souvent menés par des kinésithérapeutes, visent à ralentir la progression des troubles moteurs, améliorer l'équilibre et réduire les risques de chutes.
- **Stimulation cognitive :** Les ateliers de stimulation cognitive, menés en collaboration avec des neuropsychologues, cherchent à préserver le plus longtemps possible les capacités mentales du patient.
- **Accompagnement psychologique :** Face à la perte progressive de leurs capacités, de nombreux patients ressentent de l'anxiété, de la dépression ou de la frustration. Une prise en charge psychologique est souvent nécessaire.

Traumatismes cérébraux : un défi de reconstruction

Les traumatismes, qu'ils soient dus à un accident vasculaire cérébral (AVC), un traumatisme crânien ou une tumeur, peuvent entraîner des séquelles variées.

- **Thérapie intensive :** Juste après un traumatisme, une prise en charge intensive est souvent nécessaire pour stabiliser l'état du patient et prévenir d'éventuelles complications.
- **Rééducation motrice :** Selon la zone du cerveau touchée, le patient peut avoir besoin d'une rééducation pour retrouver ses capacités motrices.
- **Réhabilitation des fonctions cognitives :** Les traumatismes cérébraux peuvent impacter la mémoire, l'attention, le langage... Des thérapies spécifiques sont mises en place pour aider le patient à récupérer ou compenser ces fonctions.
- **Soutien émotionnel :** Les conséquences psychologiques d'un traumatisme cérébral sont profondes. Le patient doit souvent faire le deuil de certaines capacités et réapprendre à vivre avec ses nouvelles limitations.

Dans les deux cas, la prise en charge en Soins de Suite et de Réadaptation (SSR) est fondamentale. Elle offre une approche holistique et individualisée, adaptée aux besoins spécifiques de chaque patient. La collaboration entre différents professionnels de santé (médecins, infirmiers, kinésithérapeutes, ergothérapeutes, neuropsychologues...) est primordiale pour offrir une prise en charge globale. La réadaptation est un voyage complexe, fait de progrès, de plateaux et parfois de régressions, mais avec pour objectif constant le bien-être et l'autonomie du patient.

Chapitre 10:
LA PRÉVENTION
ET L'ÉDUCATION THÉRAPEUTIQUE

L'importance de
la prévention des complications.

La prévention des complications au sein des Soins de Suite et de Réadaptation (SSR) est primordiale. En effet, dans ce contexte de réhabilitation, les patients sont souvent en phase de convalescence ou en situation de vulnérabilité due à une maladie chronique ou à un événement traumatique. La survenue de complications peut gravement compromettre le processus de rétablissement, rallonger la durée de séjour, diminuer la qualité de vie et, dans certains cas, menacer le pronostic vital.

La prévention s'articule autour de plusieurs axes clés :

1. Surveillance continue :
Les équipes médicales et soignantes assurent une surveillance rigoureuse pour déceler rapidement tout signe de dégradation de l'état du patient. Cela peut passer par des bilans réguliers, des prises de constantes et des examens adaptés.

2. Hygiène et prévention des infections :
Les infections nosocomiales sont une préoccupation majeure en milieu hospitalier. La stricte observance des protocoles d'hygiène, la formation du personnel et l'éducation du patient et de sa famille sont essentielles pour limiter les risques.

3. Prévention des escarres :
Les patients alités ou à mobilité réduite sont à risque de développer des escarres. Une attention particulière est

portée sur le changement de position, l'utilisation de matelas adaptés et les soins cutanés.

4. Nutrition adaptée :

Une alimentation équilibrée et adaptée aux besoins du patient est essentielle pour renforcer son système immunitaire, favoriser sa récupération et prévenir des complications comme la dénutrition.

5. Mobilisation précoce :

Selon la situation, il peut être bénéfique de mobiliser le patient le plus tôt possible pour prévenir les complications musculaires ou articulaires et stimuler la circulation sanguine.

6. Prévention des chutes :

Les chutes peuvent entraîner des fractures ou d'autres lésions. Il est donc crucial d'évaluer le risque, d'adapter l'environnement et d'éduquer le patient et sa famille.

7. Éducation thérapeutique :

Informer le patient sur sa maladie, les traitements et les précautions à prendre permet de l'impliquer activement dans sa guérison et de prévenir certaines complications.

8. Coordination des soins :

La pluridisciplinarité est un atout majeur des SSR. La communication entre les différents professionnels (médecins, infirmiers, kinésithérapeutes, ergothérapeutes...) garantit une prise en charge globale et adaptée.

Au-delà des complications physiologiques, il est également important d'anticiper et de prévenir les complications psychologiques comme le sentiment d'isolement, la dépression ou l'anxiété. La prise en charge en SSR se doit d'être globale, intégrant autant les besoins physiques que psychologiques du patient.

La prévention des complications en SSR n'est pas seulement une nécessité médicale, mais aussi une démarche éthique visant à offrir au patient la meilleure qualité de soins possible, le respect de sa dignité et le meilleur pronostic de récupération.

L'éducation thérapeutique du patient : un rôle clé pour l'infirmier.

L'éducation thérapeutique du patient (ETP) constitue une pierre angulaire de la prise en charge médicale moderne. Elle vise à rendre le patient acteur de sa santé, à lui donner les outils pour comprendre sa maladie et ses traitements, à adapter ses comportements et à faire face aux situations difficiles. Dans ce processus, l'infirmier occupe une place centrale.

L'infirmier : un éducateur à l'écoute

L'infirmier est souvent le professionnel de santé le plus proche du patient. Il est présent au quotidien, accompagne les soins, écoute et répond aux inquiétudes. Cette proximité fait de lui un éducateur de choix pour instaurer un climat de confiance avec le patient.

Transmettre des connaissances adaptées

L'infirmier dispense une information claire et accessible sur la maladie, les traitements et leurs effets secondaires, ainsi que sur l'évolution possible de la pathologie. Ce faisant, il aide le patient à déconstruire les idées reçues et à construire un savoir solide et adapté à sa situation.

Développer des compétences

Au-delà de la transmission de connaissances, l'ETP vise à développer des compétences pratiques. L'infirmier peut par exemple enseigner au patient comment prendre correctement ses médicaments, comment reconnaître et gérer les symptômes ou encore comment adapter son alimentation ou son activité physique.

Favoriser l'autonomie du patient
L'objectif ultime de l'ETP est de rendre le patient autonome dans la gestion de sa maladie. Grâce aux interventions de l'infirmier, le patient apprend à prendre des décisions éclairées concernant sa santé, à anticiper et gérer les crises, et à s'adapter aux évolutions de sa condition.

Un travail d'équipe
Bien que l'infirmier joue un rôle central dans l'ETP, il ne travaille jamais seul. Il collabore étroitement avec les médecins, les kinésithérapeutes, les ergothérapeutes, les psychologues et d'autres professionnels pour offrir une éducation cohérente et complète.

S'adapter à chaque patient
Chaque patient est unique, avec son histoire, sa culture, ses croyances, ses craintes et ses espoirs. L'infirmier doit savoir faire preuve d'empathie, d'écoute et de flexibilité pour adapter son discours et ses méthodes à chaque individu.

Un engagement sur le long terme
L'éducation thérapeutique n'est pas un acte ponctuel, mais un processus continu. Les besoins et les questions du patient évoluent avec le temps, de même que les avancées médicales et scientifiques. L'infirmier, par sa présence régulière auprès du patient, veille à actualiser et renforcer l'ETP tout au long du parcours de soins.

L'infirmier est bien plus qu'un simple dispensateur de soins. Il est un véritable partenaire du patient, un guide qui l'accompagne dans la compréhension et la gestion de sa maladie. L'éducation thérapeutique, par sa dimension à la fois informative, formative et relationnelle, magnifie le rôle de l'infirmier comme acteur essentiel de la prise en charge globale du patient.

Techniques et méthodes d'enseignement adaptées au patient.

L'efficacité de l'éducation thérapeutique repose en grande partie sur la capacité du professionnel de santé à adapter ses méthodes et techniques d'enseignement à chaque patient. Le public cible dans un contexte médical est souvent hétérogène, avec des niveaux d'éducation, des origines culturelles, des âges et des capacités cognitives variés. Voici quelques techniques et méthodes qui peuvent être utilisées pour une éducation thérapeutique adaptée :

1. Évaluation initiale des besoins et des compétences :
Avant de commencer tout enseignement, il est essentiel d'évaluer les connaissances préalables, les croyances, les compétences et les besoins du patient. Cela permet d'adapter l'enseignement à chaque individu.
2. Utilisation d'un langage simple et clair :
Évitez le jargon médical et expliquez les concepts de manière à ce qu'ils soient compréhensibles pour tous.
3. Méthodes actives d'apprentissage :
Engagez le patient dans le processus d'apprentissage. Cela peut se faire à travers des discussions, des jeux de rôle, des mises en situation, des ateliers pratiques, etc.
4. Supports visuels :
Les schémas, infographies, vidéos et démonstrations peuvent aider à rendre l'information plus tangible, surtout pour ceux qui apprennent mieux visuellement.
5. **Enseignement par étapes :**
Décomposez l'information en segments ou étapes digestes. Cela facilite l'assimilation et permet de construire progressivement les compétences.
6. Feedback constructif :
Donnez régulièrement des retours au patient sur ses compétences et ses progrès. Cela renforce la confiance et motive à poursuivre l'apprentissage.
7. Répétition et renforcement :

Revisiter régulièrement les informations et compétences clés pour garantir une mémorisation solide.

8. Apprentissage par pairs :
Encouragez les patients à partager leurs expériences et leurs conseils. Ils peuvent souvent fournir un soutien et une perspective uniques.

9. Utilisation de la technologie :
Des plateformes en ligne, des applications mobiles ou des jeux éducatifs peuvent être des outils précieux pour compléter et renforcer l'enseignement.

10. Adaptation culturelle :
Assurez-vous que l'enseignement est adapté aux croyances, valeurs et contextes culturels des patients. Cela peut nécessiter une formation spécifique ou la collaboration avec des médiateurs culturels.

11. Méthodes de relaxation et de concentration :
Des techniques comme la méditation, la respiration profonde ou la relaxation musculaire progressive peuvent aider certains patients à se concentrer et à intégrer l'information.

12. Évaluation continue :
Mettez en place des évaluations régulières pour mesurer les progrès, identifier les domaines d'amélioration et ajuster les techniques d'enseignement en conséquence.

L'enseignement adapté au patient est un art autant qu'une science. Il nécessite de l'écoute, de la patience, de la flexibilité et une volonté constante d'innover pour répondre aux besoins uniques de chaque individu. L'objectif est toujours d'habiliter le patient à comprendre, gérer et prendre des décisions éclairées concernant sa santé.

Chapitre 11:
LA SANTÉ MENTALE EN SSR

Reconnaître et gérer les problèmes de santé mentale chez les patients en réadaptation.

La réadaptation est un processus complexe qui ne se limite pas à la seule dimension physique du patient. La santé mentale joue un rôle crucial dans le parcours de rétablissement. Les patients en réadaptation peuvent être confrontés à des défis émotionnels et psychologiques considérables, qu'il est essentiel de reconnaître et de gérer pour optimiser leurs chances de succès.

Reconnaissance des problèmes de santé mentale :
- **Symptômes dépressifs :** Ils peuvent se manifester par de la tristesse, une perte d'intérêt pour les activités, des sentiments d'inutilité, des perturbations du sommeil ou de l'appétit, et même des pensées suicidaires.
- **Anxiété :** Une inquiétude excessive, des palpitations, des tremblements, une sudation excessive ou une évitement de certaines situations sont des signes courants.
- **Troubles de stress post-traumatique (TSPT) :** Les patients ayant subi des traumatismes, que ce soit à l'origine de leur besoin de réadaptation ou antérieurement, peuvent présenter des flashbacks, des cauchemars ou une hypervigilance.
- **Altérations cognitives :** Des problèmes de mémoire, de concentration ou de prise de décision peuvent se manifester, souvent à la suite d'un traumatisme cérébral ou d'autres affections neurologiques.

- **Déni ou minimisation :** Certains patients peuvent refuser d'accepter la réalité de leur condition ou minimiser son impact.

Gestion des problèmes de santé mentale :
- **Évaluation régulière :** L'utilisation d'outils d'évaluation standardisés et de checklists peut aider à identifier rapidement les signes et symptômes de détresse psychologique.
- **Thérapie individuelle :** Fournir un espace sûr pour que les patients puissent parler de leurs sentiments et préoccupations avec un professionnel formé.
- **Groupes de soutien :** Les groupes de soutien permettent aux patients de partager leurs expériences, d'apprendre des autres et de se sentir moins isolés.
- **Interventions pharmacologiques :** Certains patients peuvent bénéficier de médicaments pour traiter des troubles spécifiques comme la dépression ou l'anxiété.
- **Techniques de relaxation et de gestion du stress :** La méditation, la respiration profonde, le biofeedback et la thérapie par la musique peuvent être des outils utiles.
- **Éducation :** Informer les patients sur les liens entre la santé physique et mentale, et sur l'importance de s'occuper de leur bien-être émotionnel.
- **Collaboration :** Travailler en étroite collaboration avec les psychiatres, psychologues, travailleurs sociaux et autres professionnels de la santé mentale pour assurer une prise en charge globale.
- **Plans d'intervention individualisés :** Chaque patient est unique. Les plans d'intervention doivent être adaptés aux besoins, préférences et circonstances spécifiques de chaque individu.

- **Encourager l'activité physique :** L'exercice a des bienfaits démontrés sur l'humeur et la réduction de l'anxiété.
- **Accès à des ressources extérieures :** Fournir des informations sur les ressources communautaires, les lignes d'écoute ou les services d'urgence en cas de besoin.

Reconnaître et gérer les problèmes de santé mentale chez les patients en réadaptation est essentiel pour leur bien-être global. Une approche holistique, qui prend en compte à la fois les dimensions physiques et psychologiques, est la clé d'un rétablissement réussi.

Collaboration avec les professionnels de santé mentale.

La collaboration avec les professionnels de la santé mentale est une dimension fondamentale de la prise en charge en réadaptation. Le parcours de rétablissement d'un patient ne se limite pas à la guérison physique; il englobe également le bien-être émotionnel et psychologique, des éléments tout aussi cruciaux pour un retour à une vie pleine et satisfaisante.

Dans le contexte des Soins de Suite et de Réadaptation (SSR), cette collaboration devient essentielle. Les patients peuvent être confrontés à des défis émotionnels considérables, que ce soit la douleur, l'adaptation à une nouvelle réalité physique, ou le traitement d'un traumatisme récent. Les professionnels de la santé mentale, tels que les psychiatres, psychologues, psychothérapeutes, et travailleurs sociaux, apportent leur expertise spécifique pour naviguer ces eaux parfois tumultueuses.

Mais pour que cette collaboration soit vraiment efficace, il est primordial d'adopter une approche intégrée. Les équipes doivent communiquer ouvertement et régulièrement, échangeant des informations clés sur l'état du patient, les progrès réalisés et les obstacles rencontrés. Les séances de brainstorming interdisciplinaires peuvent être particulièrement fructueuses, mêlant les perspectives pour élaborer des plans d'intervention individualisés et holistiques.

Il est également essentiel de créer un environnement où le patient se sent à l'aise pour parler de ses préoccupations émotionnelles et psychologiques, sachant qu'elles sont prises au sérieux et considérées comme une partie intégrante de son parcours de rétablissement. L'approche doit être empreinte d'empathie, de respect et de compréhension.

Enfin, cette collaboration entre professionnels de santé et professionnels de santé mentale ne se limite pas à la période d'hospitalisation ou de réadaptation. Pour de nombreux patients, le soutien en santé mentale est un processus continu, nécessitant des consultations régulières bien après leur sortie du SSR. Assurer une transition en douceur entre le SSR et les services de santé mentale en ambulatoire est crucial pour garantir une continuité des soins.

Dans un monde idéal, la ligne entre la santé physique et la santé mentale serait floue, chaque dimension étant considérée comme une facette inséparable du bien-être global. La collaboration entre les professionnels de santé et ceux de la santé mentale n'est pas seulement bénéfique; elle est indispensable pour offrir aux patients le meilleur parcours de rétablissement possible.

Stratégies d'auto-soin pour les infirmiers face aux stress et émotions intenses.

Travailler en Soins de Suite et de Réadaptation (SSR) peut être une expérience particulièrement intense sur le plan émotionnel pour les infirmiers. Face aux défis quotidiens, aux douleurs et aux espoirs des patients, ainsi qu'aux pressions inhérentes à l'environnement médical, l'importance de l'auto-soin pour les infirmiers ne peut être sous-estimée. Adopter des stratégies d'auto-soin permet non seulement de préserver sa santé mentale, mais aussi d'offrir les meilleurs soins possibles aux patients.

L'auto-soin commence par la reconnaissance. Il est vital pour les infirmiers de reconnaître et d'accepter que le stress et les émotions intenses font partie intégrante de leur travail. Cette acceptation est la première étape pour gérer activement ces pressions.

La régulation émotionnelle est une compétence essentielle. Il s'agit d'apprendre à identifier ses émotions, à les comprendre et à les exprimer de manière adaptée. Des techniques telles que la respiration profonde, la méditation ou même des moments de pause pendant la journée peuvent aider à recentrer l'esprit.

La mise en place de limites claires entre la vie professionnelle et personnelle est cruciale. Si le dévouement à la profession est louable, il est essentiel de prendre du temps pour soi, pour se déconnecter, se ressourcer et pratiquer des activités qui procurent du plaisir et de la relaxation.

La supervision et la discussion entre pairs offrent un espace pour partager des expériences, des frustrations et des succès. Parler avec des collègues qui comprennent les défis spécifiques de la profession peut offrir un soutien inestimable.

La formation régulière en matière de gestion du stress et de compétences émotionnelles peut offrir des outils précieux pour faire face aux défis du métier. Ces formations peuvent prendre la forme de séminaires, d'ateliers ou même de sessions individuelles avec un professionnel de la santé mentale.

La pratique d'une activité physique régulière est un excellent moyen de libérer le stress. Qu'il s'agisse de yoga, de course à pied, de danse ou de toute autre forme d'exercice, le mouvement peut aider à évacuer le stress accumulé et à se sentir revitalisé.

L'alimentation et le sommeil sont deux piliers de la santé globale. Une alimentation équilibrée et un sommeil de qualité sont essentiels pour faire face au stress quotidien et garantir une performance optimale au travail.

La recherche d'un équilibre entre vie professionnelle et personnelle est également fondamentale. Il est important de se rappeler que, tout comme les patients ont besoin de soins, les soignants ont aussi besoin de moments pour eux, de temps en famille, de loisirs ou tout simplement de repos.

Enfin, **l'acceptation**. Il est important de se rappeler que personne n'est parfait. Reconnaître ses limites, accepter qu'on ne peut pas tout contrôler et chercher de l'aide lorsque c'est nécessaire sont des signes de force, pas de faiblesse.

La santé mentale et émotionnelle des infirmiers est essentielle à la qualité des soins qu'ils prodiguent. Adopter des stratégies d'auto-soin n'est pas un luxe, mais une nécessité pour ces professionnels dévoués.

Chapitre 12:
LA DIMENSION CULTURELLE EN SSR

Comprendre et respecter
la diversité culturelle des patients.

Dans le contexte actuel d'une société de plus en plus mondialisée, les infirmiers en Soins de Suite et de Réadaptation (SSR) sont souvent amenés à prendre soin de patients issus de diverses origines culturelles. Comprendre et respecter cette diversité culturelle est non seulement une question d'éthique, mais aussi un élément clé pour fournir des soins de qualité et personnalisés.

La diversité culturelle ne concerne pas uniquement la nationalité ou la langue. Elle englobe également les croyances religieuses, les traditions, les valeurs familiales, les habitudes alimentaires, les perceptions de la santé et de la maladie, et bien d'autres aspects. Ces éléments peuvent influencer la manière dont un patient perçoit sa maladie, sa guérison, ses attentes en matière de soins, et même sa façon de communiquer avec les professionnels de santé.

L'importance de la formation interculturelle est primordiale. Les infirmiers devraient être encouragés et formés pour comprendre les différentes cultures, non pas pour les catégoriser, mais pour offrir des soins adaptés et individualisés. Ces formations peuvent aider à déconstruire les stéréotypes et à prévenir des malentendus.

La communication est la clé. Il est crucial d'écouter activement les patients, de poser des questions ouvertes et d'encourager le dialogue. Si la barrière de la langue est un obstacle, envisager l'utilisation d'interprètes médicaux pour garantir une communication claire.

La sensibilité culturelle implique d'être conscient de ses propres préjugés et attitudes, et de s'efforcer de comprendre le point de vue du patient. Par exemple, certains patients peuvent avoir des croyances spirituelles ou traditionnelles sur les causes de la maladie ou les méthodes de guérison, et il est crucial de les aborder avec respect et ouverture d'esprit.

La prise en compte de la diversité culturelle dans le plan de soins est essentielle. Cela peut signifier ajuster les régimes alimentaires en fonction des préférences culturelles, comprendre les rituels religieux ou spirituels autour de la guérison, ou adapter les méthodes d'éducation thérapeutique pour qu'elles soient culturellement pertinentes.

La collaboration avec la famille et la communauté peut enrichir l'expérience des soins. Dans de nombreuses cultures, la famille joue un rôle central dans le processus de guérison, et intégrer cette dynamique peut améliorer l'adhésion au traitement et le bien-être du patient.

Le respect et la dignité sont universels. Quelle que soit la culture d'un patient, le traiter avec respect et dignité est fondamental. Cela implique de respecter la confidentialité, de demander la permission avant toute intervention, et de toujours agir avec empathie.

En fin de compte, la prise en compte de la diversité culturelle est une démarche d'humanité et d'inclusion. Elle reconnaît que chaque patient est unique, avec ses propres histoires, croyances et valeurs. Dans le domaine des SSR, où la réadaptation est un parcours complexe et profondément personnel, cette reconnaissance est encore plus cruciale. C'est en embrassant la diversité culturelle que les infirmiers peuvent offrir des soins véritablement holistiques et centrés sur le patient.

Techniques
de communication interculturelle.

Les techniques de communication interculturelle sont essentielles pour les infirmiers et autres professionnels de santé. Elles permettent de comprendre et de répondre efficacement aux besoins des patients de différentes origines culturelles. Adopter une communication interculturelle efficace, c'est garantir un soin centré sur le patient, tout en renforçant le lien thérapeutique.

1. La prise de conscience de soi : Avant de pouvoir comprendre les autres, il est crucial de prendre conscience de ses propres biais, préjugés et valeurs. La réflexion sur sa propre culture et sur la manière dont elle influence notre perception des autres est la première étape vers une communication interculturelle efficace.

2. L'écoute active : L'écoute active signifie prêter une attention totale à ce que dit l'autre personne, sans interruption. Elle permet d'identifier les besoins spécifiques du patient et de reconnaître d'éventuels malentendus.

3. La patience : La communication avec des patients de différentes cultures peut nécessiter plus de temps, surtout si la barrière de la langue est présente. Il est important de montrer de la patience et de ne pas précipiter la conversation.

4. L'utilisation d'interprètes : Dans les situations où la langue est un obstacle, l'utilisation d'un interprète médical formé est essentielle. L'interprète ne traduit pas seulement les mots, mais aussi les nuances culturelles.

5. Poser des questions ouvertes : Ces questions encouragent le dialogue et permettent d'obtenir des informations plus détaillées. Elles peuvent aussi aider à clarifier des points d'ambiguïté.

6. Éviter le jargon médical : Il est préférable d'utiliser un langage simple et clair, en évitant autant que possible le jargon technique qui pourrait ne pas être compris.

7. Observer le langage non verbal : La communication non verbale, comme les gestes, les expressions faciales et la posture, joue un rôle clé dans la compréhension interculturelle. Certaines expressions ou gestes peuvent avoir des significations différentes selon les cultures.

8. Respecter les croyances et pratiques culturelles : Cela peut concerner des aspects variés, tels que les préférences alimentaires, les pratiques religieuses ou les croyances sur la santé et la maladie.

9. Fournir des supports visuels : Les images, schémas et autres supports visuels peuvent faciliter la compréhension, surtout lorsque la barrière de la langue est présente.

10. S'informer et se former : Participer à des formations sur la communication interculturelle et se tenir informé sur les cultures présentes dans la communauté desservie peut améliorer grandement les interactions avec les patients.

11. Établir la confiance : C'est un élément fondamental pour une communication réussie. Écouter avec respect, montrer de l'empathie et garantir la confidentialité sont autant de moyens d'établir et de maintenir cette confiance.

En définitive, la communication interculturelle requiert une approche centrée sur le patient, basée sur le respect, l'empathie et la volonté de comprendre. C'est en embrassant ces techniques et en les intégrant dans leur pratique quotidienne que les infirmiers et autres professionnels de santé peuvent garantir des soins de qualité pour tous leurs patients, quelle que soit leur origine culturelle.

Éthique et sensibilité culturelle
dans les soins.

L'éthique et la sensibilité culturelle sont des piliers fondamentaux de la pratique infirmière. Leur intégration dans les soins permet de garantir une prise en charge respectueuse, compréhensive et individualisée pour chaque patient. Dans un contexte de mondialisation et de diversité croissante des populations, la capacité d'adapter sa pratique clinique aux besoins culturels des patients est essentielle.

Éthique dans les soins :
L'éthique se rapporte aux principes moraux qui guident notre conduite. Dans le monde médical, elle vise à garantir le bien-être et le respect des patients.

- **Autonomie :** Chaque patient a le droit de prendre des décisions concernant ses soins, après avoir été informé de manière appropriée. Cela implique de respecter les choix et les valeurs de chaque personne.
- **Bienfaisance :** L'objectif des soins est de procurer un bénéfice au patient, en minimisant les risques et les dommages potentiels.
- **Non-malfaisance :** "Ne pas nuire" est un principe cardinal. Les professionnels de santé doivent s'efforcer d'éviter les interventions inutiles ou potentiellement nocives.
- **Justice :** Les soins doivent être administrés de manière équitable, en garantissant l'accès aux traitements et aux ressources nécessaires pour tous.

Sensibilité culturelle dans les soins :
La sensibilité culturelle se réfère à la capacité de reconnaître et de respecter les différences culturelles, et de les intégrer dans la prise en charge.

- **Reconnaissance :** Comprendre que chaque individu est le produit de son contexte culturel, avec ses propres croyances, valeurs et pratiques.
- **Curiosité :** Chercher à en savoir plus sur les traditions, les coutumes et les croyances des patients afin de mieux répondre à leurs besoins.
- **Respect :** Aborder chaque patient sans jugement, en valorisant ses expériences et sa culture.
- **Adaptabilité :** Ajuster les soins en fonction des besoins culturels du patient, qu'il s'agisse de préférences alimentaires, de pratiques religieuses ou de croyances sur la santé.
- **Formation continue :** Participer régulièrement à des formations en sensibilité culturelle afin de rester informé et compétent.

L'intersection de l'éthique et de la sensibilité culturelle :
Lorsque l'éthique rencontre la culture, des dilemmes peuvent surgir. Par exemple, comment gérer une situation où les croyances culturelles d'un patient entrent en conflit avec les recommandations médicales? Dans ces situations, la communication est primordiale. Il est essentiel d'établir un dialogue ouvert avec le patient et sa famille, en cherchant à comprendre leurs perspectives tout en partageant les informations médicales nécessaires. Le but est de parvenir à un plan de soins qui respecte à la fois les principes éthiques et les valeurs culturelles.

Allier éthique et sensibilité culturelle signifie s'engager dans une pratique infirmière holistique, centrée sur le patient. C'est une démarche continue, nécessitant réflexion, formation et adaptation, mais c'est aussi la clé pour fournir des soins de la meilleure qualité possible à tous les patients.

Chapitre 13:
INNOVATIONS ET RECHERCHES EN SSR

Les dernières avancées
en matière de réadaptation.

La réadaptation a connu d'importantes avancées au cours des dernières années, à la fois dans les approches thérapeutiques et dans les technologies utilisées. Ces innovations ont pour objectif d'améliorer la qualité de vie des patients et de les aider à retrouver leur autonomie de la manière la plus complète possible.

1. Technologies de réalité virtuelle et augmentée :
La réalité virtuelle (RV) et la réalité augmentée (RA) sont de plus en plus utilisées dans la réadaptation, notamment pour traiter des troubles moteurs ou cognitifs. Grâce à des simulations interactives, les patients peuvent s'entraîner à réaliser certaines tâches ou exercices dans un environnement contrôlé et adaptable.

2. Téléréadaptation :
La télémédecine a ouvert la voie à la téléréadaptation, permettant aux patients de bénéficier de séances de rééducation à distance, grâce à des plateformes en ligne. Cela est particulièrement utile pour ceux qui habitent loin des centres de réadaptation ou qui ont des difficultés à se déplacer.

3. Exosquelettes et robots de rééducation :
Ces dispositifs technologiques aident les patients à retrouver leurs capacités motrices, notamment après un accident ou une chirurgie. Ils permettent une réadaptation plus précise, adaptée à chaque patient, et peuvent accélérer le processus de récupération.

4. Neuroplasticité et stimulation cérébrale :

La compréhension croissante de la neuroplasticité – la capacité du cerveau à se réorganiser et à créer de nouvelles connexions neuronales – a conduit à développer des techniques de stimulation cérébrale non invasive. Ces méthodes, telles que la stimulation magnétique transcrânienne, peuvent aider à améliorer les fonctions cognitives et motrices.

5. Biofeedback :

Cette technique utilise des équipements électroniques pour informer le patient en temps réel sur certaines fonctions physiologiques, lui permettant ainsi de les moduler. Elle est particulièrement utile pour la gestion de la douleur, la rééducation périnéale ou encore le traitement de certains troubles neurologiques.

6. Prothèses et implants de nouvelle génération :

Grâce aux progrès technologiques, les prothèses deviennent de plus en plus sophistiquées, avec par exemple des prothèses bioniques contrôlées par la pensée ou des implants permettant de restaurer certaines sensations.

7. Approches thérapeutiques intégratives :

Les thérapies alternatives, comme l'acupuncture, la méditation ou la thérapie par l'art, gagnent en popularité dans le cadre de programmes de réadaptation, car elles offrent des voies complémentaires pour traiter les aspects physique, mental et émotionnel de la rééducation.

8. Formation patient-centrée :

Il s'agit d'une approche où le patient est activement impliqué dans la prise de décision concernant son propre traitement. Cela peut renforcer son engagement et améliorer les résultats de la réadaptation.

9. Techniques d'imagerie avancée :

Des outils comme l'IRM fonctionnelle ou la tomographie par émission de positrons permettent de mieux comprendre le fonctionnement du cerveau et d'adapter les interventions de rééducation.

Ces avancées, combinées à une meilleure compréhension des mécanismes de récupération du corps humain, permettent d'offrir des soins de réadaptation toujours plus personnalisés et efficaces. Elles représentent un espoir immense pour de nombreux patients qui aspirent à retrouver une vie normale après une maladie, une blessure ou une chirurgie.

Implications des nouvelles découvertes pour la pratique infirmière.

Les nouvelles découvertes et avancées dans le domaine de la réadaptation ont des implications significatives pour la pratique infirmière, transformant la manière dont les soins sont dispensés et comment les infirmiers interagissent avec leurs patients et collègues. Voici quelques-unes des principales implications de ces découvertes pour la pratique infirmière :

1. Nécessité de formation continue :
Avec l'émergence de nouvelles technologies et techniques, les infirmiers doivent constamment mettre à jour leurs compétences et connaissances. Cela implique de participer régulièrement à des formations, des ateliers et des séminaires spécialisés.

2. Approche holistique des soins :
Les nouvelles méthodes de réadaptation reconnaissent l'importance de traiter le patient dans sa globalité, tant sur le plan physique que psychologique et social. Les infirmiers doivent donc développer une compréhension approfondie de ces aspects pour fournir des soins véritablement centrés sur le patient.

3. Collaboration renforcée :
Les soins de réadaptation deviennent de plus en plus interdisciplinaires. Les infirmiers travaillent en étroite collaboration avec d'autres professionnels de santé, tels que les kinésithérapeutes, ergothérapeutes, psychologues, et même des ingénieurs biomédicaux. Une communication efficace et une compréhension mutuelle sont essentielles.

4. Technologie au service des soins :
Les infirmiers doivent se familiariser avec les outils technologiques, que ce soit pour la téléréadaptation, l'utilisation de dispositifs de biofeedback ou l'interprétation des résultats d'imagerie avancée. La maîtrise de ces technologies est essentielle pour une prise en charge optimale.

5. Éducation et sensibilisation des patients :
Avec la disponibilité d'outils et techniques innovants, les infirmiers jouent un rôle crucial dans l'éducation des patients, les aidant à comprendre et à naviguer dans ce paysage médical en évolution.

6. Éthique et confidentialité :
L'utilisation croissante de la technologie pose également des questions éthiques, notamment en matière de confidentialité des données et d'accès à l'information. Les infirmiers doivent être au fait des réglementations en vigueur et veiller au respect de l'éthique professionnelle.

7. Attention à la santé mentale :
L'intégration des aspects psychologiques dans les soins de réadaptation implique une attention accrue à la santé mentale des patients. Les infirmiers doivent être formés à reconnaître et à aborder ces questions, en collaborant avec des spécialistes lorsque cela est nécessaire.

8. Personnalisation des soins :
Avec une meilleure compréhension des mécanismes individuels de récupération et la disponibilité de technologies avancées, les soins peuvent être davantage personnalisés. Les infirmiers doivent donc être capables d'adapter leur approche en fonction des besoins spécifiques de chaque patient.

9. Prévention et éducation :
Avec la connaissance des facteurs de risque et des méthodes de prévention, les infirmiers ont un rôle clé dans l'éducation des patients sur les mesures préventives, contribuant ainsi à réduire la nécessité d'interventions ultérieures.

Alors que le monde de la réadaptation continue d'évoluer, les infirmiers restent au cœur de la prise en charge, en adaptant constamment leurs compétences et en adoptant une approche centrée sur le patient pour assurer les meilleurs soins possibles.

Comment rester à jour
dans un domaine en évolution rapide.

Rester à jour dans un domaine en constante évolution, comme celui des soins de santé, est crucial pour fournir des soins optimaux et maintenir sa pertinence professionnelle. Voici quelques stratégies pour aider les professionnels, en particulier les infirmiers, à naviguer dans un paysage médical en rapide mutation :

1. Formation continue :
Inscrivez-vous régulièrement à des formations, des ateliers et des séminaires spécialisés dans votre domaine. De nombreuses institutions et associations professionnelles offrent des formations adaptées aux dernières avancées.

2. Abonnements à des revues professionnelles :

Les revues médicales et infirmières sont d'excellentes ressources pour les dernières recherches et recommandations. Abonnez-vous à quelques revues pertinentes et prenez le temps de les parcourir régulièrement.

3. Participer à des conférences et congrès :

Ces événements regroupent souvent des experts de renom qui partagent leurs recherches et leurs connaissances. En plus d'acquérir de nouvelles informations, vous pourrez réseauter avec d'autres professionnels.

4. Engagez-vous dans des groupes professionnels :

Rejoignez des associations professionnelles ou des groupes de réflexion. Ces groupes offrent souvent des ressources, des formations et des forums de discussion pour partager des expériences et des connaissances.

5. Utilisez la technologie :

Des plateformes en ligne, des webinaires et des MOOC (Massive Open Online Courses) peuvent offrir des opportunités d'apprentissage à distance. Il existe de nombreuses applications et plateformes éducatives dédiées aux professionnels de la santé.

6. Pratiquez la veille technologique :

Surveillez les innovations technologiques qui peuvent impacter votre domaine. Cela peut inclure de nouveaux équipements, logiciels ou techniques de traitement.

7. Réciproque d'enseignement :

Enseigner à d'autres ou encadrer des étudiants peut vous aider à renforcer vos propres connaissances. L'acte d'enseigner nécessite une compréhension approfondie, ce qui vous oblige à rester informé.

8. Dialoguez avec vos collègues :
Les échanges réguliers avec vos pairs peuvent vous exposer à des perspectives et des expériences différentes. Organisez ou participez à des groupes de discussion ou des réunions d'équipe pour partager les connaissances.

9. Engagez-vous dans la recherche :
Si possible, impliquez-vous dans des projets de recherche ou collaborez avec des chercheurs. Cela vous permettra d'être à la pointe des avancées dans votre domaine.

10. Adoptez une attitude d'apprenant à vie :
Reconnaître que l'apprentissage ne s'arrête jamais est crucial. Soyez ouvert aux changements, adaptez-vous et soyez proactif dans votre quête de connaissances.

Dans un environnement médical en constante évolution, la clé est d'adopter une posture proactive, de s'engager régulièrement dans des activités d'apprentissage et de rechercher activement des opportunités d'améliorer et de mettre à jour ses compétences.

Chapitre 14:
LA GESTION DE FIN DE VIE EN SSR

Naviguer dans les décisions difficiles et les conversations sur la fin de vie.

Naviguer à travers les décisions difficiles et aborder les conversations concernant la fin de vie sont parmi les tâches les plus délicates et complexes auxquelles sont confrontés les professionnels de santé. Ces moments requièrent une sensibilité profonde, une écoute attentive, et une compréhension éthique solide. Voici comment approcher ces situations avec empathie et professionnalisme :

1. Créer un environnement confortable :
Avant de commencer une telle conversation, assurez-vous que l'environnement est calme, privé et sans distractions. Un cadre paisible peut aider à faciliter une discussion sereine.

2. Préparez-vous émotionnellement :
Reconnaissez vos propres émotions et croyances sur le sujet. Avoir conscience de ses propres sentiments peut aider à aborder la conversation avec une objectivité et une empathie accrues.

3. Écoutez avant de parler :
Commencez par demander au patient ou à la famille comment ils perçoivent la situation actuelle. Leur donner la parole en premier peut aider à définir le ton de la conversation.

4. Utilisez un langage simple et clair :
Évitez le jargon médical et soyez direct tout en étant sensible. Assurez-vous que le patient et sa famille comprennent bien la situation.

5. Soyez empathique :

Reconnaissez et validez les émotions du patient et de sa famille. Des phrases comme "Je peux imaginer à quel point cela doit être difficile pour vous" ou "Je suis là pour vous soutenir" peuvent offrir un certain réconfort.

6. Posez des questions ouvertes :

Encouragez le patient et sa famille à exprimer leurs préoccupations, leurs souhaits et leurs sentiments en posant des questions telles que "Comment envisagez-vous les prochaines étapes ?" ou "Qu'est-ce qui est le plus important pour vous en ce moment ?".

7. Informez sur toutes les options :

Assurez-vous que le patient et sa famille sont bien informés de toutes les options disponibles, y compris les soins palliatifs, le refus de traitement, etc.

8. Respectez les choix du patient :

Chaque individu a le droit de prendre des décisions concernant ses propres soins. Tant que le patient est en mesure de prendre une décision éclairée, il est crucial de respecter ses souhaits, même si vous ne seriez pas d'accord personnellement.

9. Fournir un soutien constant :

Les sentiments et les décisions peuvent évoluer avec le temps. Assurez-vous que le patient et sa famille savent qu'ils peuvent toujours revenir vers vous pour discuter ou revisiter les décisions prises.

10. Prenez soin de vous :

Les conversations sur la fin de vie peuvent être émotionnellement épuisantes pour les professionnels de santé. Trouvez des moyens de prendre soin de vous-même, que ce soit en parlant à un collègue, en consultant un professionnel de la santé mentale ou en pratiquant la méditation et d'autres techniques de relaxation.

Naviguer à travers ces discussions nécessite une combinaison de compétence clinique, de compassion et d'écoute. Avec une formation appropriée et une attitude empathique, les professionnels de santé peuvent aider les patients et leurs familles à traverser ces moments difficiles avec dignité et respect.

L'importance des soins palliatifs en SSR.

Les soins palliatifs, centrés sur la gestion de la douleur et le soulagement des symptômes pour les patients en phase avancée d'une maladie, ne sont pas uniquement destinés aux services de fin de vie. En réalité, ils jouent un rôle crucial en SSR (Soins de Suite et de Réadaptation), où l'objectif principal est d'accompagner les patients vers une meilleure autonomie possible après une hospitalisation aiguë ou face à des pathologies lourdes.

L'intégration des soins palliatifs en SSR :
- **Prise en charge globale du patient :** Les soins palliatifs offrent une approche holistique, qui prend en compte non seulement les besoins physiques du patient, mais aussi ses besoins psychologiques, sociaux et spirituels. Cette approche est alignée sur les objectifs des SSR, qui visent une prise en charge globale du patient pour optimiser sa qualité de vie.
- **Gestion de la douleur :** Dans un service SSR, de nombreux patients souffrent de douleurs chroniques ou complexes. Les principes des soins palliatifs, experts en matière de gestion de la douleur, sont donc essentiels pour assurer le confort des patients et favoriser leur réadaptation.
- **Soutien émotionnel :** Les soins palliatifs mettent un accent particulier sur le soutien psychologique. En SSR, où les patients peuvent être confrontés à des bouleversements majeurs de leur vie à la suite d'un événement médical, cette dimension psychologique est primordiale.

- **Prise de décision éclairée :** Les professionnels formés aux soins palliatifs ont les compétences pour conduire des discussions approfondies sur les souhaits, les espoirs, les craintes et les objectifs du patient, ce qui est essentiel pour définir un projet thérapeutique adapté en SSR.
- **Lien avec les familles :** Les soins palliatifs sont également axés sur la famille et les proches du patient, les considérant comme une partie intégrante du processus de soin. Cette approche est particulièrement bénéfique en SSR, où le soutien familial peut jouer un rôle majeur dans le processus de réadaptation du patient.
- **Éthique et fin de vie :** Même si tous les patients en SSR ne sont pas en phase terminale, certains peuvent être confrontés à une dégradation rapide de leur état de santé. Dans ces cas-là, l'expertise des soins palliatifs est essentielle pour naviguer dans les décisions éthiques complexes et pour offrir au patient une fin de vie digne et respectueuse de ses souhaits.

Les soins palliatifs, par leur approche centrée sur le patient et sur la gestion globale de la douleur et des symptômes, enrichissent grandement le cadre des SSR. Leur intégration permet d'assurer que chaque patient, quels que soient ses besoins ou son stade de maladie, reçoit une prise en charge adaptée, humaine et respectueuse.

Accompagner le patient et sa famille dans les derniers moments.

Accompagner un patient et sa famille lors des derniers moments est sans doute l'une des missions les plus délicates et profondes dans le parcours d'un professionnel de santé. Cette période est saturée d'émotions intenses, de questionnements, d'incertitudes et souvent d'une recherche de sens. Le rôle du soignant s'étend bien au-delà des soins médicaux et devient un véritable pilier de soutien émotionnel, spirituel et humain. Voici comment aborder cet accompagnement avec sensibilité, compassion et professionnalisme.

1. Communication transparente et empathique :
Il est crucial d'assurer une communication honnête avec le patient et sa famille. Utilisez un langage simple et compréhensible, tout en veillant à rester sensible à l'état émotionnel de chacun. Faites preuve d'écoute active, permettant au patient et à ses proches de s'exprimer, de poser des questions et de partager leurs sentiments.

2. Prise en charge de la douleur :
L'un des aspects primordiaux de l'accompagnement en fin de vie est la gestion de la douleur et du confort du patient. Assurez-vous que les médicaments et les interventions nécessaires sont disponibles pour minimiser la souffrance.

3. Soutien psychologique :
La fin de vie est une période de réflexion, de souvenirs et parfois de regrets. Offrir un soutien psychologique, que ce soit par le biais d'une écoute active ou d'un professionnel de la santé mentale, est essentiel.

4. Respect des croyances et des valeurs :
Chaque individu a sa propre conception de la mort, souvent influencée par la culture, la religion ou les expériences personnelles. Respectez ces croyances et assurez-vous que le patient ait la possibilité, si possible, de pratiquer ses rites et rituels.

5. Espaces d'intimité :
Permettez au patient et à sa famille de partager des moments intimes, en respectant leur besoin de tranquillité. Cela peut inclure la création d'un espace calme, la possibilité d'écouter de la musique ou d'allumer des bougies, selon les souhaits du patient.

6. Inclusion de la famille :

La famille joue un rôle central lors des derniers moments. Guidez-les sur la manière d'interagir avec le patient, rassurez-les et offrez-leur également du soutien émotionnel.

7. Préparation au deuil :

La période qui précède la mort peut être vue comme une phase anticipée du deuil pour la famille. Offrez des ressources, des conseils et des orientations pour aider les proches à naviguer à travers ce processus.

8. Un départ dans la dignité :

Tous les aspects des soins en fin de vie doivent viser à assurer une mort paisible, confortable et digne pour le patient. Chaque geste, chaque parole, chaque décision devrait être guidée par ce principe.

L'accompagnement d'un patient et de sa famille lors des derniers moments est une responsabilité immense, demandant une profonde humanité, une empathie sincère et un respect inconditionnel. C'est dans ces moments intenses que le rôle du soignant transcende la simple pratique médicale pour toucher à l'essence même de la condition humaine.

Chapitre 15:
TRANSITION ET SORTIE DU SSR

Préparer le patient et sa famille
à la sortie.

La préparation du patient et de sa famille à la sortie d'un service de Soins de Suite et de Réadaptation (SSR) est une étape cruciale qui exige une approche globale et individualisée. Il s'agit de garantir que le patient puisse continuer sa convalescence, sa rééducation ou ses soins de manière autonome ou avec le soutien nécessaire à domicile, dans un autre établissement, ou dans un environnement adapté à sa condition.

1. Évaluation du niveau d'autonomie du patient :
Avant tout, il est important d'évaluer le degré d'autonomie du patient. Cette évaluation doit couvrir à la fois ses capacités physiques, mentales, et émotionnelles. C'est sur cette base qu'une stratégie de sortie sera élaborée.

2. Planification post-hospitalisation :
Élaborer un plan de soins post-hospitalisation en collaboration avec le patient, sa famille, et éventuellement son médecin traitant. Ce plan détaillera les médicaments, les thérapies nécessaires, les rendez-vous médicaux à venir, et tout autre aspect pertinent de ses soins.

3. Éducation et formation :
Assurez-vous que le patient et sa famille comprennent bien les soins à domicile, l'utilisation des équipements médicaux, la prise des médicaments, ainsi que la reconnaissance des signes d'alerte qui nécessiteraient une consultation médicale urgente.

4. Coordination avec les professionnels de santé externes :
Organisez les relais nécessaires, que ce soit avec des infirmiers à domicile, des kinésithérapeutes, des aides-soignants, ou tout autre professionnel pertinent.

5. Aménagements du domicile :
Si nécessaire, conseillez le patient et sa famille sur les aménagements à effectuer à domicile pour garantir la sécurité et le confort du patient : barres d'appui, rampe d'accès, lit médicalisé, etc.

6. Soutien psychologique :
Le retour à domicile peut susciter des inquiétudes ou des appréhensions. Proposez des ressources ou des références pour un soutien psychologique si cela s'avère nécessaire.

7. Mise en place d'un suivi :
Définissez clairement comment sera organisé le suivi médical du patient. Cela peut impliquer des visites à domicile, des rendez-vous réguliers en consultation externe, ou une combinaison des deux.

8. Disponibilité et communication :
Assurez au patient et à sa famille qu'ils peuvent contacter le service en cas de questions ou de préoccupations. Laissez des coordonnées de contact et précisez les modalités.

9. Préparation émotionnelle :
Le départ de l'hôpital est un grand pas. Il peut être à la fois excitant et effrayant pour le patient et ses proches. Prenez le temps de discuter des émotions associées à ce changement et de rassurer le patient sur les étapes suivantes.

10. Documentation :
Fournissez tous les documents nécessaires : ordonnances, compte-rendu médical, recommandations pour la suite, etc. Assurez-vous que le patient et sa famille ont bien compris ces documents et peuvent les conserver en lieu sûr.

Préparer un patient et sa famille à la sortie d'un SSR est une étape fondamentale pour assurer une transition en douceur vers la prochaine étape de leur parcours de soins. Une préparation soignée, attentionnée, et complète permet d'éviter d'éventuelles complications et assure la continuité des soins dans les meilleures conditions possibles.

Garantir une transition en douceur vers d'autres services ou le domicile.

Garantir une transition en douceur pour un patient quittant un service de Soins de Suite et de Réadaptation (SSR) pour un autre service ou son domicile est une mission d'une grande responsabilité. Cette étape de transition est souvent un moment de vulnérabilité pour le patient, qui peut être marqué par l'incertitude, l'anxiété ou la peur de quitter un environnement sécurisé. Le défi pour les soignants est de faire en sorte que cette transition soit aussi fluide, transparente et rassurante que possible.

1. Préparation anticipée :
La première étape d'une transition réussie est de la préparer bien à l'avance. Une préparation anticipée permet d'identifier les besoins du patient, de mettre en place les ressources nécessaires et d'anticiper les éventuels obstacles.

2. Communication claire et continue :
Il est essentiel d'instaurer une communication ouverte avec le patient et sa famille tout au long du processus. Les informer régulièrement des étapes à venir, des démarches administratives, ou de tout changement éventuel rassure et instaure un climat de confiance.

3. Collaboration interdisciplinaire :
Une transition réussie nécessite souvent l'intervention de plusieurs professionnels : médecins, infirmiers, travailleurs

sociaux, kinésithérapeutes, etc. Une coordination efficace entre ces différents acteurs est cruciale.

4. Formation et éducation du patient :

Pour se sentir en sécurité, le patient doit comprendre son état de santé, les soins qu'il doit continuer à recevoir, et comment il doit les administrer. Des ateliers, des sessions d'information, ou même des démonstrations peuvent être organisés.

5. Évaluation des besoins à domicile :

Si le patient retourne chez lui, il est important d'évaluer la nécessité d'aménagements spécifiques à son domicile, ou si des aides à domicile seront nécessaires.

6. Suivi post-transition :

Un suivi régulier après la sortie du patient permet de s'assurer que tout se passe bien, de répondre à d'éventuelles questions et d'ajuster le plan de soins si nécessaire.

7. Ressources et références :

Fournir au patient une liste de ressources et de contacts peut être très utile. Que ce soit pour des services à domicile, des groupes de soutien ou des consultations spécialisées, avoir ces informations à portée de main est rassurant.

8. Documentation complète :

Lors de la sortie, le patient doit recevoir un dossier complet comprenant les rapports médicaux, les ordonnances, les instructions post-hospitalisation et toute autre information pertinente.

9. Disponibilité pour répondre aux préoccupations :

Assurer au patient qu'il peut contacter le service en cas de besoin renforce le sentiment de sécurité. La transition ne se termine pas une fois que le patient quitte l'établissement.

Garantir une transition en douceur implique une approche holistique, centrée sur le patient, qui requiert préparation, communication, et collaboration entre tous les acteurs concernés. C'est une étape essentielle pour assurer la continuité des soins, préserver le bien-être du patient et optimiser les résultats médicaux.

Suivi post-SSR :
assurer la continuité des soins.

Le suivi post-Soins de Suite et de Réadaptation (SSR) est une étape primordiale pour garantir la continuité des soins. Elle vient consolider les progrès réalisés durant le séjour en SSR et permet de prévenir tout risque de réhospitalisation inutile. Cette phase, souvent négligée ou sous-estimée, constitue pourtant un maillon essentiel dans le parcours de soins du patient.

Après un séjour en SSR, le patient, bien qu'amélioré, peut demeurer dans un état de fragilité. La prise en charge doit donc être pensée et organisée bien au-delà des portes de l'établissement de soins. Le passage du milieu hospitalier au domicile ou à un autre établissement de soin est un véritable défi qui nécessite une coordination sans faille entre les différents acteurs de santé.

L'adaptation à un nouvel environnement, la gestion des soins à domicile, la reprise éventuelle d'une activité professionnelle ou sociale sont autant d'étapes qui peuvent être sources de stress, de questions, voire de complications pour le patient. D'où l'importance d'une prise en charge globale et d'un suivi rigoureux.

1. La mise en place d'un plan de soins post-SSR :
Avant même le départ du patient, un plan de soins doit être élaboré. Ce dernier reprend l'ensemble des recommandations médicales, des traitements à poursuivre, des rendez-vous à planifier, ainsi que les potentiels aménagements nécessaires au domicile.

2. La coordination avec les professionnels de santé :

Médecins traitants, infirmiers à domicile, kinésithérapeutes, pharmaciens, et autres professionnels doivent travailler de concert. Les informations doivent circuler de manière fluide entre eux pour garantir la pertinence et l'efficacité des soins.

3. Le soutien psychologique :

Le retour à domicile peut être source d'anxiété pour le patient, mais aussi pour ses proches. La mise en place d'un soutien psychologique peut être bénéfique pour aider à surmonter les défis émotionnels et psychologiques post-hospitalisation.

4. La mise à disposition de ressources et d'outils :

Des outils, comme des applications mobiles ou des plateformes en ligne, peuvent être utilisés pour suivre l'évolution du patient, lui rappeler ses rendez-vous ou même répondre à ses questions.

5. Les visites de suivi :

Elles permettent d'évaluer régulièrement l'état de santé du patient, d'ajuster les traitements si nécessaire et de veiller à la bonne compréhension et à l'adhésion du patient à son plan de soins.

6. L'éducation thérapeutique :

Elle joue un rôle fondamental. Le patient, bien informé, est plus à même de comprendre et de participer activement à sa prise en charge, optimisant ainsi les chances de succès du suivi post-SSR.

7. L'anticipation des complications :

Grâce à une vigilance accrue et une communication efficace avec le patient, il est possible d'identifier rapidement tout signe de complication et d'intervenir avant que la situation ne s'aggrave.

8. L'intégration sociale et professionnelle :

Si possible, favoriser la reprise des activités sociales et professionnelles est essentielle. Cela contribue non seulement au bien-être du patient mais aussi à sa réadaptation globale.

Le suivi post-SSR est un processus multidimensionnel qui requiert une approche centrée sur le patient et une collaboration étroite entre tous les intervenants. Cette phase, loin d'être une simple formalité, est au contraire essentielle pour garantir la continuité et la qualité des soins, et ainsi contribuer à un meilleur pronostic pour le patient.

Chapitre 16:
RÉFLEXIONS SUR LA PANDÉMIE COVID-19 ET SON IMPACT SUR LES SSR

Les défis posés par la pandémie.

La pandémie, qui a bouleversé le monde entier, a posé d'énormes défis pour le système de santé, et en particulier pour les Soins de Suite et de Réadaptation (SSR). Elle a mis en lumière la nécessité d'une adaptabilité et d'une résilience sans précédent face à une crise sanitaire majeure. Si chaque secteur de la médecine a ressenti l'impact de la pandémie, les SSR ont été confrontés à des enjeux spécifiques qui ont mis à l'épreuve à la fois les infrastructures et le personnel.

1. Surcharge des capacités d'accueil :
Avec le report de nombreuses interventions chirurgicales et traitements médicaux, les services de SSR ont dû s'adapter à un afflux soudain et imprévu de patients. Ces patients, bien que guéris de la phase aiguë de la maladie, avaient souvent besoin d'une rééducation intensive, en particulier après une hospitalisation en unité de soins intensifs.

2. Précautions sanitaires accrues :
Les protocoles d'hygiène et de sécurité ont dû être renforcés. Cela a impliqué une formation continue du personnel, une adaptation des locaux, l'acquisition et la gestion d'équipements de protection individuelle (EPI) et une vigilance constante pour prévenir les éventuelles transmissions.

3. Soutien émotionnel :
La pandémie a engendré une détresse psychologique massive chez les patients et leurs familles. Les professionnels de SSR, déjà habitués à gérer des

situations émotionnellement intenses, ont dû redoubler d'efforts pour soutenir les patients face aux traumatismes engendrés par la maladie, l'isolement et l'incertitude.

4. Restriction des visites :

Afin de limiter la propagation du virus, les visites ont souvent été restreintes voire interdites. Cette situation a créé des défis en matière de communication et a renforcé l'importance des moyens numériques pour maintenir le lien entre le patient et ses proches.

5. Fatigue et stress du personnel :

Face à la pression constante et à la charge de travail accrue, le personnel des SSR a souvent ressenti une fatigue physique et émotionnelle. Il a été essentiel de mettre en place des mesures de soutien et de reconnaissance pour ces professionnels en première ligne.

6. Adaptabilité des soins :

Le rythme rapide des découvertes concernant le virus et ses implications a nécessité une veille constante et une mise à jour régulière des protocoles de soins.

7. Défis logistiques :

Que ce soit pour l'approvisionnement en médicaments, en EPI ou en équipements, la chaîne logistique des SSR a été mise à rude épreuve.

8. Réadaptation post-COVID :

La nature même de la maladie, avec des complications respiratoires, cardiaques et neurologiques, a nécessité une réflexion sur les programmes de réadaptation. Les patients post-COVID présentent des besoins spécifiques qui ont exigé une approche adaptée et souvent pluridisciplinaire.

La pandémie a, sans aucun doute, transformé le paysage des SSR, mettant en lumière la nécessité d'une préparation efficace, d'une coordination intersectorielle et d'une capacité à répondre rapidement à des situations changeantes. Si les défis ont été nombreux, ils ont aussi offert l'opportunité de repenser et d'optimiser l'organisation et la prestation des soins pour le futur.

Adaptations et innovations en réponse à la crise.

La crise sanitaire mondiale a mis en évidence la capacité du secteur médical, y compris les Soins de Suite et de Réadaptation (SSR), à innover et à s'adapter rapidement à des circonstances exceptionnelles. Les adaptations et innovations ont été multiples, allant des changements pratiques aux approches thérapeutiques, en passant par des solutions technologiques.

1. Télémédecine et télé-réadaptation :
La pandémie a accéléré l'adoption de la télémédecine, permettant aux professionnels de continuer à suivre les patients sans les exposer au risque d'infection. De plus, des séances de rééducation à distance ont été mises en place pour certains patients, grâce à des applications et des plateformes dédiées.

2. Formation en ligne :
Face à la nécessité de former rapidement le personnel sur les nouvelles procédures, les protocoles COVID-19 et les techniques de soin, de nombreuses institutions ont développé des modules de formation en ligne, souvent accessibles en permanence.

3. Adoptions de nouvelles technologies :
Des outils tels que les applications de suivi des symptômes, les dispositifs de surveillance à distance ou encore les robots de désinfection UV ont été intégrés dans les routines des SSR pour améliorer la sécurité et l'efficacité des soins.

4. Protocoles de soins revisités :
Des protocoles adaptés pour la prise en charge des patients post-COVID ont été élaborés, tenant compte des complications respiratoires, cardiaques, et neurologiques associées à cette maladie.

5. Espaces modulables :
Certains SSR ont réaménagé leurs espaces pour créer des

zones dédiées aux patients atteints de COVID-19, avec une ventilation et une filtration d'air optimisées.

6. Programmes de bien-être du personnel :

Conscients des défis psychologiques et émotionnels que leurs équipes ont dû affronter, beaucoup d'établissements ont mis en place des programmes de soutien, des sessions de relaxation et de méditation, ou encore des espaces de repos dédiés.

7. Communication renforcée :

Avec les restrictions de visite, la communication entre les équipes médicales, les patients et leurs familles est devenue primordiale. Des solutions, comme les tablettes pour les visioconférences ou les mises à jour régulières via des applications dédiées, ont été développées.

8. Partenariats et collaborations :

Face à l'ampleur de la crise, les collaborations entre hôpitaux, centres de recherche, universités et industries se sont intensifiées pour échanger des connaissances, partager des ressources et élaborer conjointement des solutions.

9. Participation à la recherche :

De nombreux SSR ont participé activement à la recherche sur le COVID-19, notamment en matière de réadaptation post-infectieuse, contribuant ainsi à l'élaboration de nouvelles directives et recommandations.

10. Planification et préparation pour l'avenir :

La pandémie a mis en évidence la nécessité d'une planification d'urgence solide. Les SSR ont donc investi dans la formation, la mise à jour des plans d'urgence et la mise en place de réserves d'équipement.

Si la crise a présenté des défis sans précédent, elle a également catalysé une vague d'innovations et d'adaptations qui ont non seulement permis de surmonter les difficultés immédiates, mais qui ont aussi posé les bases d'un système de soins plus résilient et préparé pour l'avenir.

Leçons tirées et implications pour l'avenir des SSR.

La pandémie a été une période révélatrice pour le monde médical, et en particulier pour les Soins de Suite et de Réadaptation (SSR). Les établissements ont été confrontés à des défis sans précédent, mais ils ont également tiré de précieuses leçons qui auront des implications durables pour l'avenir des SSR.

1. La résilience du système :
Les SSR ont découvert leur capacité d'adaptation rapide en reconfigurant les espaces, en adoptant des protocoles modifiés et en pivotant vers des solutions technologiques. Cette capacité de réaction rapide sera cultivée à l'avenir pour répondre aux crises potentielles.

2. La télémédecine est là pour rester :
Si la télémédecine a été adoptée par nécessité pendant la pandémie, elle a prouvé son efficacité et sera probablement intégrée de manière permanente dans les pratiques des SSR, offrant plus de flexibilité et d'accessibilité aux patients.

3. Importance de la formation continue :
La nécessité d'une mise à jour régulière des connaissances et compétences du personnel a été mise en évidence. Les SSR investiront davantage dans la formation continue, en utilisant des formats numériques pour faciliter l'accès.

4. Collaboration interdisciplinaire :
La complexité de la prise en charge des patients COVID-19 a renforcé l'importance de la collaboration entre les différentes spécialités médicales. Cette approche collaborative sera probablement renforcée dans les années à venir.

5. Renforcement des protocoles d'hygiène :
Les protocoles d'hygiène renforcés adoptés pendant la pandémie seront maintenus, garantissant une meilleure

protection contre une variété d'infections, pas seulement le COVID-19.

6. Équipements et technologies :

La pandémie a accéléré l'adoption de nouvelles technologies. Ces innovations, qu'il s'agisse de systèmes de surveillance à distance ou de plateformes de communication, seront intégrées de manière permanente dans les pratiques des SSR.

7. Planification d'urgence :

Les SSR reconnaissent désormais l'importance de la préparation et de la planification d'urgence. Des plans seront régulièrement mis à jour et testés pour s'assurer que les établissements sont prêts à répondre rapidement à toute future crise.

8. Soins centrés sur le patient :

L'importance de la communication et de l'éducation des patients et de leurs familles a été mise en évidence. Les SSR renforceront leur engagement envers une approche centrée sur le patient, en mettant l'accent sur l'éducation, la communication et la participation du patient dans le processus de soins.

9. Santé mentale du personnel :

Les défis émotionnels auxquels le personnel a été confronté pendant la pandémie ont souligné l'importance du bien-être mental. Les SSR mettront davantage l'accent sur le soutien psychologique pour leur personnel.

10. Veille stratégique :

La capacité à suivre l'évolution rapide des connaissances médicales pendant la crise sera intégrée dans les pratiques régulières des SSR, avec un accent sur la recherche, la veille technologique et la mise à jour des pratiques en conséquence.

Bien que la pandémie ait été une période tumultueuse pour les SSR, les leçons tirées ont créé une opportunité pour ces établissements de se renouveler, de se renforcer et de se préparer pour un avenir où les soins seront plus flexibles, collaboratifs, technologiquement avancés et centrés sur le patient.

Chapitre 17:
DÉVELOPPEMENT PROFESSIONNEL ET PERSPECTIVES D'AVENIR

Opportunités de spécialisation et de formation continue.

L'univers des Soins de Suite et de Réadaptation (SSR) offre une palette variée d'opportunités pour les infirmiers souhaitant se spécialiser ou enrichir leurs compétences. La nature complexe et évolutivement rapide du domaine médical signifie que la formation continue n'est pas seulement un avantage, mais une nécessité. Voici un aperçu fluide des opportunités de spécialisation et de formation continue disponibles pour les infirmiers dans le domaine des SSR :

La médecine de réadaptation est une discipline en constante évolution, reflétant les progrès de la science médicale et la diversification des besoins des patients. Ainsi, pour l'infirmier, s'adapter et se spécialiser devient non seulement une opportunité, mais aussi un impératif pour fournir des soins de la meilleure qualité possible.

1. Spécialisations en fonction des besoins du patient :
- **SSR pédiatrique :** Se concentrer sur la prise en charge des enfants nécessite une compréhension particulière de leurs besoins spécifiques.
- **SSR gériatrique :** Les personnes âgées, avec leurs pathologies multiples et leur fragilité, requièrent une approche adaptée.
- **Neuro-réadaptation :** Pour les patients ayant subi des lésions cérébrales ou d'autres troubles neurologiques, des compétences spécifiques en neurologie sont essentielles.

113

- **Réadaptation cardiaque :** Suite à des événements cardiovasculaires majeurs, les patients nécessitent une prise en charge spécialisée pour retrouver une qualité de vie optimale.

2. Techniques avancées de soins :

- **Gestion de la douleur :** Les techniques évoluent rapidement, nécessitant une formation régulière pour offrir les meilleurs soins possibles.
- **Techniques de mobilisation :** La mobilisation précoce et efficace est cruciale pour la réadaptation. Les formations spécialisées peuvent approfondir les compétences dans ce domaine.

3. Compétences psychosociales :

- **Communication interculturelle :** Comprendre et respecter la diversité culturelle des patients est vital, et des formations peuvent aider à développer ces compétences.
- **Santé mentale :** Collaborer avec des professionnels de la santé mentale et reconnaître les problèmes psychologiques chez les patients en réadaptation sont des domaines spécialisés.

4. Gestion et leadership :

Pour ceux qui souhaitent évoluer vers des rôles de gestion ou de leadership, des formations en gestion des soins, en leadership clinique ou en administration peuvent être bénéfiques.

5. Recherche et technologie :

Le monde des SSR bénéficie constamment des avancées technologiques et de la recherche. Les infirmiers peuvent se spécialiser dans l'utilisation d'appareils de réadaptation modernes, ou même participer à la recherche clinique pour améliorer les pratiques de SSR.

6. Éthique médicale :

Avec des questions aussi délicates que la fin de vie ou les décisions de traitement, une formation en éthique médicale peut être précieuse.

Le paysage des SSR est riche et varié, offrant aux infirmiers une multitude d'opportunités pour se développer, se spécialiser et exceller. En investissant dans la formation continue, ils peuvent non seulement enrichir leurs carrières, mais aussi améliorer la qualité des soins qu'ils fournissent à leurs patients.

Recherche en SSR: où va-t-on?

La recherche en Soins de Suite et de Réadaptation (SSR) a connu des avancées majeures au cours des dernières décennies, s'orientant toujours vers l'amélioration des pratiques, l'optimisation des résultats pour les patients et l'intégration de nouvelles technologies et méthodologies. Les SSR, étant intrinsèquement multidisciplinaires, se prêtent à une exploration dans diverses directions de recherche. Voyons, de manière fluide, où la recherche en SSR se dirige et quelles sont les tendances émergentes.
La recherche en SSR a toujours été centrée sur l'homme. Chaque avancée, chaque découverte est guidée par un objectif fondamental : faciliter la récupération, améliorer la qualité de vie et assurer l'autonomie des patients. Mais à mesure que notre compréhension de la médecine s'approfondit, les avenues de recherche se multiplient.

1. Technologies de pointe en réadaptation : La télémédecine, les exosquelettes, la réalité virtuelle et augmentée sont autant de domaines d'intérêt. Ces outils, autrefois relégués à la science-fiction, sont aujourd'hui au cœur des programmes de recherche en SSR. L'intérêt? Proposer des solutions plus adaptées, moins invasives et parfois même ludiques pour aider les patients dans leur parcours de réadaptation.
2. Neuroplasticité : Le cerveau n'a pas fini de nous dévoiler tous ses secrets. La recherche en neuroplasticité – la capacité du système nerveux à se reconfigurer – ouvre la

voie à des traitements plus ciblés pour les lésions cérébrales ou les pathologies neurodégénératives.

3. Approches holistiques : De plus en plus, la recherche reconnaît l'importance d'une approche globale, intégrant le physique, le mental et le social. L'impact de la nutrition, de la psychologie, voire des thérapies complémentaires comme la méditation ou le yoga, est de plus en plus étudié dans le cadre des SSR.

4. Personnalisation des soins : Avec les avancées en génomique et en médecine personnalisée, il y a un intérêt croissant pour des protocoles de réadaptation adaptés aux spécificités génétiques ou biochimiques de chaque patient.

5. Efficacité et optimisation : Compte tenu des pressions économiques sur les systèmes de santé, de nombreuses recherches visent à déterminer les méthodes et techniques les plus efficaces, permettant d'obtenir les meilleurs résultats en un minimum de temps.

6. Formation et éducation : La recherche ne s'arrête pas aux patients. Comment former au mieux les professionnels de demain ? Quels sont les outils pédagogiques les plus efficaces ? Ces questions sont cruciales pour garantir des soins de qualité sur le long terme.

7. Impact de l'environnement : La recherche s'intéresse de plus en plus à l'influence de l'environnement – tant physique que social – sur la réadaptation. Comment aménager au mieux les espaces de soins ? Quel est l'impact de la nature ou de l'art sur la récupération ?

La recherche en SSR est un domaine en pleine effervescence, un croisement entre médecine, technologie, sciences humaines et sociales. À mesure que notre société évolue, les besoins en réadaptation se diversifient, et la recherche en SSR se doit d'être à la pointe pour répondre à ces défis.

L'avenir des SSR face
aux défis démographiques et médicaux.

Face à une population vieillissante et à l'émergence de nouvelles pathologies et défis médicaux, les Soins de Suite et de Réadaptation (SSR) se trouvent à la croisée des chemins. Il est essentiel d'anticiper et de s'adapter à ces transformations pour garantir des soins de qualité et une prise en charge optimale des patients. Dans un monde en constante évolution, quels sont les enjeux majeurs et les perspectives d'avenir des SSR face aux défis démographiques et médicaux ?

1. La démographie : une population vieillissante
L'augmentation de l'espérance de vie et le vieillissement de la population constituent l'un des plus grands défis pour les SSR. Avec l'âge viennent souvent des maladies chroniques, des incapacités motrices, des troubles neurologiques et d'autres affections qui nécessitent une réadaptation intensive. Les SSR doivent donc se préparer à accueillir un nombre croissant de patients âgés, avec des besoins spécifiques et souvent multiples.

2. L'émergence de nouvelles pathologies
Outre les maladies traditionnellement traitées en SSR, de nouvelles pathologies, souvent liées à nos modes de vie modernes, font leur apparition. Troubles musculo-squelettiques liés au travail sédentaire, affections psychosomatiques ou encore conséquences du stress chronique sont autant de nouveaux défis pour les équipes de SSR.

3. Une approche holistique de la réadaptation
Les SSR, face à ces défis, reconnaissent de plus en plus l'importance d'une prise en charge globale du patient. Cela implique une collaboration étroite entre professionnels de différents horizons (médical, paramédical, psychologique) et une attention particulière à l'environnement socio-familial du patient.

4. La technologie au service de la réadaptation

L'évolution rapide des technologies médicales offre des opportunités incroyables pour les SSR. Robotique, réalité virtuelle, télémédecine... Ces innovations permettent d'améliorer la prise en charge, de personnaliser les soins et d'optimiser la réadaptation. Cependant, elles requièrent également une formation continue des professionnels et un investissement conséquent.

5. La prévention comme maître-mot

Face à l'augmentation des maladies chroniques, les SSR ont un rôle crucial à jouer en matière de prévention. Éducation thérapeutique, promotion d'un mode de vie sain, dépistage précoce sont autant de leviers pour réduire l'incidence de certaines pathologies et améliorer la qualité de vie des patients.

6. Un défi organisationnel et économique

L'augmentation du nombre de patients et la complexité croissante des prises en charge posent d'importants défis organisationnels. Il est crucial de repenser les modèles de financement, de gestion et d'organisation des SSR pour garantir une prise en charge optimale tout en maîtrisant les coûts.

7. La formation et la recherche, piliers de l'évolution

Pour rester à la pointe, les SSR doivent investir dans la formation de leurs équipes et dans la recherche. Il s'agit non seulement d'intégrer les dernières avancées médicales, mais aussi de développer de nouvelles méthodologies, de participer à des études cliniques et de s'inscrire dans une démarche d'amélioration continue.

Si les défis sont nombreux, ils offrent également de belles opportunités pour les SSR. L'avenir de la réadaptation passera par une approche intégrée, innovante et centrée sur le patient, permettant d'accompagner chaque individu dans son parcours de santé, quelles que soient ses affections et ses besoins.

Chapitre 18:
TÉMOIGNAGES ET ÉTUDES DE CAS

Partages d'expériences d'infirmiers vétérans en SSR.

Le partage d'expériences, notamment celles des infirmiers vétérans en Soins de Suite et de Réadaptation (SSR), apporte une richesse incomparable. Ces récits vécus sur le terrain illustrent la réalité quotidienne du métier, avec ses joies, ses peines, ses défis et ses réussites. Voici une esquisse de ce que pourrait être un chapitre dédié à ces témoignages.

Au cœur de la réadaptation, de nombreux infirmiers vétérans ont traversé les années, apportant soin et réconfort aux patients de SSR. Leurs expériences sont des fenêtres ouvertes sur l'âme de la profession.

Marie, 25 ans en SSR :
"J'ai commencé jeune, avec une énergie débordante. Les SSR étaient pour moi un monde nouveau, où chaque patient avait une histoire. J'ai appris qu'au-delà des soins techniques, l'écoute était primordiale. Je me souviens de Paul, un homme d'une cinquantaine d'années, victime d'un AVC. Sa réadaptation a été longue, mais chaque progrès était une victoire. Ces moments de joie partagée, c'est cela qui nourrit ma passion."

Olivier, 30 ans de service :
"Les SSR ont beaucoup changé. L'évolution technologique a apporté des outils incroyables. Mais ce qui n'a pas changé, c'est cette relation humaine. Lorsque j'ai commencé, on me disait que j'étais le lien entre le patient et le médecin. Aujourd'hui, je réalise que je suis aussi le

lien entre le patient et lui-même, l'aidant à se redécouvrir après un traumatisme ou une maladie."

Fatima, 20 ans au chevet des patients :
"Chaque patient est un monde. En SSR, nous voyons des gens à un moment très vulnérable de leur vie. Ils sont souvent perdus, effrayés. Notre rôle va bien au-delà des soins. C'est aussi d'apporter de l'espoir. Je pense à Léa, une jeune femme victime d'un accident de la route. Elle était convaincue qu'elle ne marcherait plus. Avec du temps, des soins et beaucoup d'encouragement, elle a fait ses premiers pas. Ces moments-là, on ne les oublie jamais."

Jean-Pierre, infirmier puis cadre de santé, 35 ans en SSR :
"La coordination est essentielle. On ne travaille jamais seul en SSR. C'est une équipe, et chaque membre compte. Avec les années, j'ai appris à valoriser chaque compétence, qu'elle soit médicale, paramédicale ou administrative. Tout est lié, et la réussite de la réadaptation d'un patient est souvent le fruit d'un travail d'équipe."

Ces témoignages illustrent la richesse et la complexité du travail en SSR. Ils mettent en lumière le rôle central de l'infirmier, à la fois soignant, éducateur, coordinateur et soutien émotionnel. Ils rappellent que la médecine est avant tout un art humain, où chaque patient est unique et chaque histoire précieuse.

Analyse de cas cliniques réels et résolution de problèmes.

L'analyse de cas cliniques réels en SSR offre une opportunité unique d'appréhender de manière concrète les défis et les enjeux de la réadaptation. Ces études de cas permettent d'aborder des situations complexes et de développer une réflexion approfondie sur les interventions infirmières. Voici une exploration d'un tel cas, avec la résolution des problèmes associés.

<u>Cas Clinique : Mme Dupont</u>
Mme Dupont, 67 ans, a été admise en SSR suite à une chirurgie de la hanche. Elle a des antécédents d'hypertension et de diabète. Sa fille l'accompagne et exprime son inquiétude quant à la capacité de sa mère à retrouver son autonomie.

Problème 1 : Douleur post-opératoire
Intervention infirmière : Mise en place d'une évaluation régulière de la douleur de Mme Dupont, administration des antalgiques selon la prescription, surveillance des effets secondaires, éducation de la patiente sur la gestion de la douleur.
Problème 2 : Risque d'infection du site opératoire
Intervention infirmière : Surveillance quotidienne de la plaie chirurgicale, vérification de l'absence de signes d'infection (rougeur, chaleur, écoulement), sensibilisation de la patiente à l'importance de l'hygiène.
Problème 3 : Anxiété de la patiente et de sa fille
Intervention infirmière : Créer un espace d'écoute pour Mme Dupont et sa fille, expliquer les étapes de la réadaptation, rassurer sur les compétences de l'équipe soignante, proposer des séances avec un psychologue si nécessaire.
Problème 4 : Gestion des comorbidités (hypertension, diabète)
Intervention infirmière : Suivi régulier de la glycémie et de la tension artérielle, administration des médicaments prescrits, éducation de Mme Dupont sur l'importance de l'équilibre alimentaire et de la prise régulière de ses médicaments.

Problème 5 : Rééducation et mobilisation précoce
Intervention infirmière : Collaboration étroite avec les kinésithérapeutes, encouragement de la patiente à participer activement aux séances, surveillance de la tolérance de Mme Dupont aux exercices, ajustement des séances en fonction de l'évolution.

En analysant ce cas clinique, on se rend compte que l'infirmier en SSR joue un rôle central dans la prise en charge globale du patient. Il évalue, intervient, éduque et coordonne les soins pour assurer la meilleure qualité de prise en charge possible. Chaque situation est unique, et les interventions doivent être adaptées aux besoins spécifiques de chaque patient. L'analyse de cas cliniques permet ainsi de développer une vision holistique des soins, en intégrant les aspects médicaux, psychologiques, sociaux et éducatifs.

Le pouvoir de l'humanité dans la guérison et la réadaptation.

Le pouvoir de l'humanité dans la guérison et la réadaptation est un élément essentiel souvent sous-estimé dans le monde médical moderne. En dépit de l'évolution technologique et des avancées scientifiques, le toucher humain, l'écoute attentive et la compassion restent des outils puissants dans le processus de guérison.

Au cœur de ce pouvoir réside la capacité de créer des connexions significatives. Pour les patients en SSR, la réadaptation est autant une question d'esprit que de corps. Les défis physiques sont manifestes, mais les défis émotionnels, psychologiques et spirituels qui accompagnent une longue convalescence ou une maladie chronique sont tout aussi réels. Les soignants qui adoptent une approche humaniste voient le patient dans son ensemble, en reconnaissant ses besoins, ses espoirs, ses peurs et ses désirs.

Les paroles encourageantes, une main tendue ou simplement une présence silencieuse à un moment de douleur ou de découragement peuvent être des catalyseurs puissants pour le rétablissement. Ces gestes renforcent la confiance et la motivation du patient à poursuivre les traitements, les exercices et les thérapies nécessaires à sa réadaptation.

Par ailleurs, l'humanité dans les soins renforce également le bien-être du personnel soignant. En établissant des liens authentiques avec leurs patients, les soignants trouvent souvent un sens et une satisfaction profonde dans leur travail, ce qui peut les protéger contre le burnout et l'épuisement professionnel.

C'est également dans cette humanité que les familles et les proches trouvent du soutien. Être témoin de la souffrance d'un être cher est une épreuve en soi. Mais voir que cette personne est traitée avec dignité, respect et compassion peut apporter un réconfort inestimable.

Alors que nous vivons dans une ère d'innovations médicales rapides, il est crucial de se rappeler que l'humanité est au cœur de la guérison. Les machines peuvent aider à diagnostiquer, les médicaments peuvent traiter, mais c'est l'esprit humain, avec sa résilience, sa compassion et sa capacité à se connecter, qui est souvent la clé de la véritable guérison et réadaptation.

Conclusion:

L'importance indéniable
de l'infirmier en SSR.

L'infirmier en SSR se présente comme une figure centrale, un maillon essentiel dans le parcours complexe de la réadaptation et du soin. Son rôle transcende les simples gestes techniques ou le suivi médical : il est le véritable lien entre le patient, sa famille, et l'équipe médicale, assurant la cohérence et la continuité des soins.

Dès l'admission, l'infirmier pose les premiers jalons de la relation de confiance, élément crucial pour un processus de guérison harmonieux. Cette confiance est bâtie non seulement sur la compétence technique, mais aussi sur l'empathie, l'écoute, et la capacité à rassurer. Dans le contexte délicat de la réadaptation, où les patients sont souvent confrontés à leurs propres limites, frustrations et peurs, l'infirmier devient un soutien psychologique de premier plan, une présence rassurante au quotidien.

Mais sa portée va bien au-delà de l'aspect émotionnel. L'infirmier est également un véritable chef d'orchestre, coordonnant avec brio les interventions des différents professionnels de santé. Il veille au grain, s'assurant que chaque étape du plan de soins est bien suivie, adaptée si nécessaire, tout en maintenant une communication fluide avec les médecins, kinésithérapeutes, ergothérapeutes, et autres spécialistes impliqués.

La polyvalence de l'infirmier en SSR est également remarquable. D'une minute à l'autre, il peut passer d'une technique de soin avancée, à une discussion sur l'éducation thérapeutique du patient, puis à la coordination d'un atelier de mobilisation. Cette capacité d'adaptation, cette aisance à jongler entre différents rôles, fait de lui une pierre angulaire des SSR.

En outre, face aux défis posés par les évolutions sociétales, technologiques et médicales, l'infirmier en SSR se réinvente continuellement. Il est souvent à la pointe de l'innovation, cherchant sans cesse à améliorer ses pratiques, à se former, à rester à la page, pour offrir aux patients les meilleurs soins possibles.

Si les SSR sont le lieu de la seconde chance, de la renaissance et du renouveau, c'est en grande partie grâce à l'engagement, la passion et la détermination des infirmiers qui y œuvrent. Ils sont la preuve vivante que l'humanité, le dévouement et la compétence peuvent se conjuguer pour transformer des vies, et c'est cette importance indéniable qui fait d'eux des piliers incontournables du monde de la réadaptation.

Encouragements et conseils pour les novices dans le métier.

La vocation d'infirmier en SSR est une aventure passionnante mais exigeante, semée d'obstacles mais également de moments de profonde gratification. Pour les novices qui débutent dans ce métier, il est essentiel de s'armer de détermination, de patience et de passion. Voici quelques encouragements et conseils pour guider vos premiers pas :

- **L'apprentissage est continu** : Comprenez que chaque jour est une opportunité d'apprendre. La médecine évolue constamment, et il en va de même pour les techniques de soins. Soyez curieux, posez des questions, et n'ayez pas peur de dire que vous ne savez pas.

- **La patience est votre meilleure alliée** : Les progrès en réadaptation peuvent être lents et parfois invisibles. Célébrez chaque petite victoire, aussi minime soit-elle, et rappelez-vous que chaque patient est unique.

- **Établissez des liens** : La relation avec le patient est au cœur de la réadaptation. Prenez le temps d'écouter, de comprendre et de construire une relation de confiance.

- **Sachez vous entourer** : Vos collègues seront une source précieuse de soutien, d'encouragement et de conseils. N'hésitez pas à solliciter leur aide, à partager vos doutes et à apprendre de leur expérience.

- **Prenez soin de vous** : La charge émotionnelle peut être lourde en SSR. Il est essentiel de reconnaître vos limites, d'adopter des stratégies d'auto-soin, et de chercher de l'aide si nécessaire. Votre bien-être est primordial pour pouvoir offrir les meilleurs soins possibles.

- **Gardez le cap** : Il y aura des jours difficiles, des situations complexes, des moments de doute. Rappelez-vous pourquoi vous avez choisi ce métier, la différence que vous pouvez faire dans la vie des patients, et laissez cette passion vous guider.

- **Formez-vous constamment** : La formation continue est essentielle pour rester à jour et renforcer vos compétences. Profitez des opportunités de spécialisation, des ateliers et des conférences pour élargir vos horizons.

- **Cherchez le mentorat** : Trouver un mentor, une figure expérimentée qui peut vous guider, vous conseiller et vous soutenir, peut être inestimable dans les premières années de votre carrière.

- **La communication est la clé** : Développez vos compétences en communication, non seulement avec les patients mais aussi avec l'équipe médicale. Une communication claire et efficace est essentielle pour garantir la meilleure prise en charge possible.
- **Croyez en vous** : Enfin, rappelez-vous que chaque jour, par vos actions, vos compétences et votre humanité, vous faites la différence. Vous avez la capacité d'apporter du réconfort, de guider la guérison et de changer des vies.

Chers novices, votre parcours en SSR ne fait que commencer, et quelle aventure cela promet d'être ! Embrassez chaque défi avec cœur et détermination, car le monde de la réadaptation a tant à vous offrir. Vous êtes l'avenir des SSR, et nous croyons en vous.

Glossaire des termes médicaux.

Un glossaire des termes médicaux est un complément essentiel pour tout ouvrage s'adressant à des professionnels de la santé, notamment pour les novices. Bien que je ne puisse pas couvrir tous les termes que vous souhaiteriez inclure, voici une sélection pertinente pour un contexte SSR :

- **Analgésique** : Médicament destiné à réduire ou éliminer la douleur.
- **Atrophie** : Diminution du volume d'un tissu, d'un organe ou d'une partie du corps, généralement due à une maladie ou à un manque d'utilisation.
- **Bilan fonctionnel** : Évaluation des capacités et limitations d'une personne dans diverses activités de la vie quotidienne.
- **Cognition** : Ensemble des fonctions mentales qui comprennent la pensée, la mémoire, le jugement et la résolution de problèmes.
- **Décubitus** : Position allongée du patient. Le terme est souvent associé aux ulcères qui peuvent se développer en raison d'une pression prolongée sur une zone particulière du corps.
- **Ergothérapie** : Thérapie utilisant des activités productives ou créatives pour aider à récupérer ou maintenir un maximum d'indépendance.
- **Kinésithérapie** : Thérapie utilisant le mouvement pour traiter et prévenir certaines affections.
- **Mobilité passive** : Mouvement d'une partie du corps sans effort actif de la part du patient, généralement réalisé par un thérapeute ou un appareil.
- **Neurodégénératif** : Se rapporte aux maladies caractérisées par la dégradation progressive des cellules nerveuses ou des neurones.

- **Orthèse** : Appareil ou dispositif externe utilisé pour corriger ou atténuer une déformation ou une dysfonction.
- **Palliatif** : Traitement destiné à soulager les symptômes sans traiter la cause sous-jacente de la maladie.
- **Réadaptation** : Processus visant à aider une personne à retrouver ou améliorer ses capacités fonctionnelles après une maladie ou une blessure.
- **Séquelle** : Conséquence d'une maladie ou d'une blessure qui persiste après que la cause initiale a été traitée ou guérie.
- **Spasticité** : Augmentation du tonus musculaire qui peut entraîner des spasmes ou des contractions musculaires involontaires.
- **Thrombose veineuse profonde (TVP)** : Formation d'un caillot sanguin dans une veine profonde, généralement dans la jambe.
- **Ventilation mécanique** : Utilisation d'une machine pour aider une personne à respirer lorsqu'elle ne peut pas le faire par elle-même.

Évidemment, il serait nécessaire de compléter ce glossaire en fonction des sujets abordés tout au long du livre. Les termes listés ici ne sont qu'une ébauche, mais ils offrent une base solide pour aider les novices à comprendre certains des termes spécialisés qu'ils pourraient rencontrer en SSR.

Ressources supplémentaires pour la formation et le développement professionnel.

La formation et le développement professionnel sont essentiels pour tout infirmier souhaitant rester au fait des dernières avancées médicales, techniques et des meilleures pratiques. Voici une liste de ressources que les infirmiers en SSR pourraient trouver utiles pour leur formation et développement :

- Associations professionnelles :
    - *Ordre National des Infirmiers* : Offre des opportunités de formation, des événements et des ressources pour les infirmiers.
    - *Association Française de Soins de Suite et de Réadaptation (AFSSR)* : Spécifique aux professionnels de SSR, elle propose des formations, des conférences et des ateliers.
- Journaux et revues spécialisés :
    - *Revue de l'infirmière* : Articles, études de cas, recherches et actualités spécifiques à la profession.
    - *Soins de Réadaptation* : Ciblée spécifiquement sur les soins de réadaptation, cette revue aborde les nouvelles techniques, études de cas et recherches.
- Formations en ligne :
    - Plateformes telles que *Coursera*, *Udemy* et *Khan Academy* offrent des cours sur une variété de sujets médicaux, y compris la réadaptation.
- Conférences et ateliers :
    - Participer à des événements nationaux et internationaux sur les soins de réadaptation, la

médecine générale et d'autres spécialités connexes.

- Livres et manuels :
  - De nombreux ouvrages détaillent les soins infirmiers spécialisés, la réadaptation, la physiologie et d'autres sujets pertinents. Il est recommandé de consulter régulièrement les nouveautés éditoriales.
- Réseaux sociaux professionnels :
  - Des plateformes comme *LinkedIn* permettent de rejoindre des groupes dédiés aux soins de réadaptation, où les membres partagent des ressources, des études et des expériences.
- Programmes de mentorat :
  - Cherchez des opportunités de mentorat, où les infirmiers expérimentés guident et conseillent les novices dans le métier.
- Recherche clinique :
  - Se tenir informé des dernières recherches dans le domaine des SSR permet d'intégrer les dernières découvertes dans la pratique quotidienne.
- Universités et établissements de formation :
  - Nombre d'entre eux proposent des formations continues, des diplômes universitaires ou des certificats de spécialisation.
- Stages et rotations :
  - Pensez à effectuer des stages dans différents services ou établissements pour acquérir une expérience diversifiée et des compétences complémentaires.

Le monde médical évolue constamment, et il est crucial pour les professionnels de santé de continuer à apprendre et à se développer tout au long de leur carrière. Ces ressources, combinées à une volonté d'apprendre, peuvent aider les infirmiers à fournir des soins exceptionnels à leurs patients et à évoluer dans leur profession.

Liens utiles
et associations professionnelles.

Dans le domaine des Soins de Suite et de Réadaptation (SSR) et plus largement dans le secteur infirmier, il existe de nombreuses associations professionnelles et ressources en ligne qui peuvent offrir un soutien, des informations et des opportunités de formation continue aux infirmiers. Voici une liste non exhaustive de liens utiles et d'associations professionnelles :

- Associations professionnelles nationales :
    - **Ordre National des Infirmiers (ONI)** : L'ONI est l'organisation officielle représentant les infirmiers en France. Elle propose des informations réglementaires, des opportunités de formation et des actualités professionnelles.
    - Site web de l'ONI
    - **Association Française de Soins de Suite et de Réadaptation (AFSSR)** : Cette association se concentre spécifiquement sur les enjeux et les besoins des professionnels travaillant dans les SSR.
    - **Fédération Nationale des Infirmiers (FNI)** : C'est l'une des principales organisations syndicales représentant les infirmiers libéraux en France.
    - Site web de la FNI
- Autres associations pertinentes :
    - **Association Française des Infirmier(e)s de Rééducation et de Réadaptation (AFIRR)** : Cette association se consacre à la formation, à la recherche et à la défense des intérêts professionnels des infirmiers travaillant dans la rééducation et la réadaptation.

- **Association Nationale Française des Infirmiers et Infirmières Diplômé(e)s et Étudiants (ANFIIDE)** : L'ANFIIDE est axée sur l'éducation, la recherche et la pratique professionnelle des infirmiers en France.
  - Site web de l'ANFIIDE
- Ressources en ligne :
  - **Infirmiers.com** : C'est un portail web riche en informations, offrant des actualités, des articles, des forums de discussion et des ressources pour les infirmiers.
  - Site web d'Infirmiers.com
  - **ActuSoins** : Magazine en ligne consacré aux actualités infirmières.
  - Site web d'ActuSoins
  - **L'Infirmière Magazine** : Un magazine destiné aux professionnels infirmiers offrant des articles, des reportages et des études de cas.
  - Site web de L'Infirmière Magazine
- Organisations internationales :
  - **Conseil International des Infirmières (CII)** : Basée à Genève, cette organisation travaille à garantir des soins infirmiers de qualité pour tous, à favoriser le développement économique et à promouvoir les droits des femmes.
  - Site web du CII
- Plateformes de formation :
  - **DPC (Développement Professionnel Continu)** : Plateforme officielle pour les formations continues destinées aux professionnels de santé, y compris les infirmiers.
  - Site web du DPC

- Forums et groupes de discussion :
  - De nombreux forums en ligne, tels que ceux sur Infirmiers.com ou d'autres plateformes spécialisées, permettent aux infirmiers d'échanger des expériences, des conseils et des informations sur divers sujets.

Ces associations et ressources peuvent aider les infirmiers à rester informés, à développer leurs compétences et à se connecter avec leurs pairs. Il est conseillé de s'inscrire à leurs newsletters ou de les suivre sur les réseaux sociaux pour se tenir au courant des dernières actualités et opportunités.

Retrouvez chacun de mes livres publiés sur Amazon sur le lien suivant :

https://www.amazon.fr/dp/B0CP8T3K57

Pour un prix unitaire beaucoup plus intéressant, vous pouvez également acheter l'intégralité de mes livres en format e-books (pdf) sur le site internet suivant :

http://espaceformation-ide.com

Avec toute ma considération…

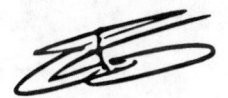

www.ingramcontent.com/pod-product-compliance
Lightning Source LLC
Chambersburg PA
CBHW062313290526
45794CB00005B/1792